W0060795

Dr. Volker Friebel
Widmar Puhl

Depressionen

Dr. Volker Friebel
Widmar Puhl

Depressionen

Erkennen • Vorbeugen • Behandeln

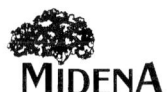

MIDENA

Die medizinische Wissenschaft befindet sich in ständiger Entwicklung. Die Forschung an Universitäten, Kliniken und in der pharmazeutischen Industrie erbringt Tag für Tag Wissen, das in neue Behandlungsmethoden und Medikamente einfließt. Der vorliegende Ratgeber wurde mit größter Mühe und Sorgfalt geschrieben. Autoren, Redaktion und Verlag können aber dennoch keine Haftung für die Gültigkeit des Gesagten übernehmen. Der Leser ist in jedem Fall verpflichtet, die Beipackzettel der Medikamente genau zu lesen und alle Informationen über Dosierung, Nebenwirkungen und Gegenanzeigen zu berücksichtigen. Im Zweifelsfalle ist der Arzt oder Apotheker um Rat zu fragen, wie auch andere wichtige Entscheidungen zur Behandlung immer mit dem Arzt abzusprechen sind.

Die Deutsche Bibliothek – CIP-Einheitsaufnahme
Friebel, Volker:
Depressionen : erkennen – vorbeugen – behandeln /
Volker Friebel/Widmar Puhl. – Küttigen/Aarau :
Midena, 1996
ISBN 3–310–00234–9
NE: Puhl, Widmar:

Es ist nicht gestattet, Abbildungen dieses Buches zu scannen, in PCs oder auf CDs zu speichern oder in PCs/Computern zu verändern oder einzeln oder zusammen mit anderen Bildvorlagen zu manipulieren, es sei denn mit schriftlicher Genehmigung des Verlages.

Midena Verlag, CH-5024 Küttigen/Aarau
© Deutsche Ausgabe 1996 Weltbild Verlag GmbH, Augsburg
Alle Rechte vorbehalten

Konzeption und Produktion: Hampp-Verlag, Würzburg/
MediText Dr. Antonic, Stuttgart
Zeichnungen: Winfried Bährle; Dr. Michael und Christiane
von Solodkoff; Mario Esposito
Umschlaggestaltung: Parzhuber & Partner, München
Satz: Bernd Hirschmeier, Aidlingen
Reproduktion: Lithostudio Lenhard, Stuttgart
Druck und Bindung: Print Centrum

Gedruckt auf umweltfreundlich chlorfrei gebleichtem Papier
Printed in the Czech Republic

ISBN 3–310–00234–9

Vorwort

Haben Sie nicht schon einmal auf die Frage „Wie geht es Dir?" mit der Floskel „Gut!" geantwortet, obwohl Ihnen ganz anders zumute war? Gefühlslagen schwanken, aber wir leben in einer Zeit, wo oberflächliche Vorstellungen von „positivem Denken" oft zur Norm und manchmal zur Zwangsjacke werden: Man ist „gut drauf" oder wird für andere zur Belastung, weil die Leistungsgesellschaft jede Schwäche am Einzelnen wie im Team bestraft und weil schlechte Stimmung „irgendwie ansteckend" wirkt. Wir wollen gegen das Verschweigen der eigentlichen Gefühle und für ein heilsames Gespräch eintreten. Der erste Schritt dazu ist mehr Information.

Negative Gefühle kennt jeder, aber man spricht nicht darüber. Kummer und Ärger, Trauer und Ängste, Erschöpfung und Verzagtheit, Niedergeschlagenheit und Verzweiflung sind ganz normal. Krankhaft werden sie erst, wenn die Seele in ein tiefes schwarzes Loch fällt und aus eigener Kraft nicht mehr herauskommt. Dauert dieser Zustand zu lange an, wird der betroffene Mensch für sich und andere zu einem Problem. Doch dagegen kann man etwas tun; dieses Buch soll dazu eine Hilfe und Anleitung sein – nicht nur für Patienten, sondern auch für ihre Angehörigen, Freunde und Kollegen. Der zweite Schritt zur Heilung ist nämlich mehr Verständnis.

Mit diesem Buch können Sie sich über die wesentlichen Ursachen, Formen und Verläufe depressiver Erkrankungen informieren. Hier finden Sie Hinweise zur Behandlung und einen schnellen und übersichtlichen Weg durch den Dschungel von Fachausdrücken und Medikamenten.

Widmar Puhl
Dr. Volker Friebel

Inhalt

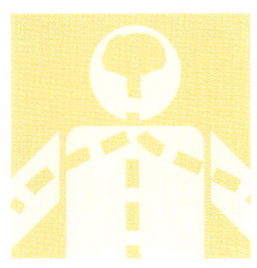
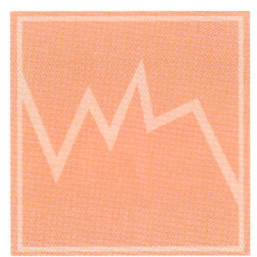
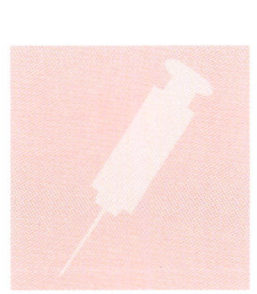

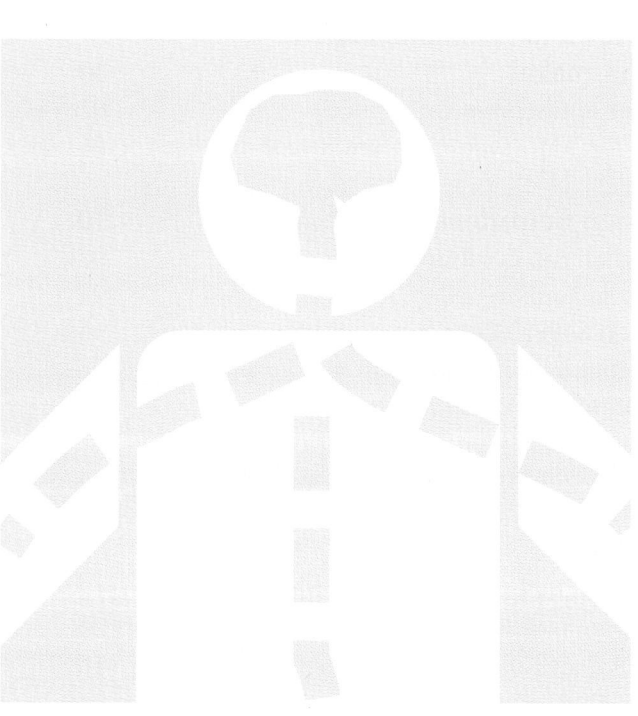

Was ist eine Depression?

Depressionen sind nicht mit allgemein üblichen Schwankungen des Gefühlslebens zu verwechseln, sondern Krankheiten mit einem klar umrissenen Erscheinungsbild. Im Gegensatz zu einer Geisteskrankheit ist die Depression eine Gemütskrankheit und grundsätzlich vorübergehend. Die unterschiedliche Dauer und Schwere hängt mit den Ursachen und ihrer Behebung zusammen. Sie kann Teil einer neurotischen Störung, durch seelisch-körperliche Überlastung oder biologisch erklärbar sein.

Wie äußert sich eine Depression?

Wer sich niedergeschlagen fühlt, müde und traurig, wem der richtige Schwung und die Lebensfreude fehlen oder wer unter Schuld- und Minderwertigkeitsgefühlen leidet, ist nicht gleich krank. Für solche Empfindungen gibt es meistens Gründe, und sie gehen auch vorüber. Ernst wird es, wenn diese Gefühle einen Menschen ohne erkennbaren Grund und sehr heftig überfallen oder monatelang anhalten.

Was heißt eigentlich „Depression"?

Das Wort Depression stammt aus dem Lateinischen und bedeutet Niedergeschlagenheit oder Bedrücktheit. Fachleute sprechen bei dieser klassischen Form auch von endogener Depression, weil kein äußerer Anlaß für die stark niedergedrückte Stimmung auszumachen ist bzw. dieser in keinem verständlichen Zusammenhang zum Anlaß des Leidens steht. Das griechische Wort für diesen Zustand ist Melancholie und bedeutet soviel wie „Schwarzgalligkeit".

Man fühlt sich freudlos und sieht alles schwarz, wird anfällig für unbestimmte Ängste und verliert ganz allgemein die Fähigkeit, Liebe und Freude zu empfinden. Die einzige Form des Humors, die dann noch bleibt, hat Sigmund Freud, der berühmte Vater der Psychoanalyse, in einer Abhandlung über den Witz und seine Beziehung zum Unbewußten als Galgenhumor bezeichnet. Wenn jemand am Montag zur Hinrichtung geführt wird und sagt: „Na, diese Woche fängt ja gut an", ist das ein sehr schwarzer Humor.

Am liebsten möchte man sich verkriechen – unter die Bettdecke oder auch gleich ins Grab. Es gibt das geflügelte Wort vom „traurigen Clown". Und nicht selten nehmen sich Berufskomiker das Leben. So etwas ist also durchaus ernst zu nehmen.

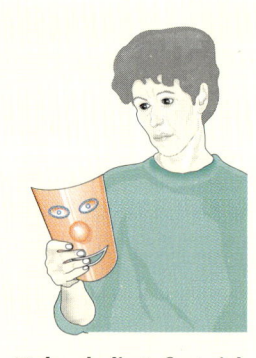

Melancholie äußert sich vor allem durch grundlose Müdigkeit und Antriebsschwäche, Niedergeschlagenheit, Schuld- und Minderwertigkeitsgefühle.

Warum habe ich zu nichts Lust?

Müdigkeit und fehlende Antriebskraft können auftreten, obwohl man vielleicht mehr schläft als sonst. Aber man schläft schlecht. Auch der Appetit läßt nach, weder Essen noch Trinken schmecken mehr richtig. Der Mund wird trocken, der Darm arbeitet nur noch träge, selbst das sexuelle Interesse schwindet.

Melancholikern fällt die Arbeit immer schwerer. Sie werden mit nichts mehr fertig, alles ist anstrengend und mühsam, selbst die einfachsten Dinge des Alltags wie Einkaufen oder Zeitunglesen werden zu einem Problem. Man wird vergeßlich, kann sich keine Namen und keine Telefonnummern mehr merken.

> **Melancholiker sind aufgrund ihrer Gemütsverfassung meist seelisch und körperlich gehemmt und verschließen sich gegenüber ihren Mitmenschen.**

Bin ich ein Versager?

Depressive Menschen leiden oft an Minderwertigkeits- oder Schuldgefühlen.

Fast immer kann man solche Selbstvorwurfe an irgendeinem längst vergangenen Ereignis festmachen. Man schämt sich endlos und steigert sich oft nachträglich in Schuldgefühle oder traut sich nicht, Verantwortung für die Zukunft auf sich zu nehmen. Manchmal kommen Selbstmordgedanken auf, weil sich der Kranke für einen Unglücksbringer hält, der seine Familie und seine Freunde mit ins Elend stürzt. Der einzige Ausweg scheint, diesem sinnlosen beziehungsweise verwerflichen Leben ein Ende zu setzen. Selbstanklagen dieser Art werden selten laut geäußert, weil man seine Mitmenschen damit nicht belästigen will.

In schweren Fällen kann dadurch aber die Beziehung zur Wirklichkeit völlig verlorengehen. Da steht jemand finanziell auf sicherem Boden und fürchtet die totale Verarmung, oder ein frommer Mensch glaubt, er sei vom Teufel besessen. Dieser Realitätsverlust kann manchmal bis hin zu Wahnvorstellungen gehen.

> **Melancholiker quälen sich oft mit endlosen Selbstvorwurfen. Äußerlich wirken sie frühzeitig gealtert und müde oder bedrückt in Haltung, Stimme und Blick.**

Was unterscheidet Trauer von einer Depression?

Die Trauer über den Verlust eines geliebten oder verehrten Menschen – manchmal sogar eines Tieres, an dem man sehr hing – ist eine ganz normale Reaktion. Trauer hat eine sehr greifbare Ursache und kann in unterschiedlicher Stärke und Form auch jahrelang dauern. Tränen gelten aber dabei als gutes Zeichen, ebenso wie ein ungetrübtes Urteilsvermögen, denn Trauernde verstecken ihre Gefühle meistens nicht, sondern lassen ihnen freien Lauf.

Die Gefühle selbst sind oft ähnlich wie bei einer Depression. Schmerz und Schuldgefühle, weil man vielleicht etwas Wichtiges mit dem Verstorbenen nicht mehr besprechen konnte, auch Wut und das Gefühl, verlassen zu sein, sowie seelische Erschöpfung gehören dazu. Aber mit der Zeit geht die Trauer zurück.

Tränen sind ein gutes Zeichen dafür, daß jemand seine Trauer verarbeitet. Gefährlich ist es, seine Gefühle in sich hineinzufressen.

Wie lange dauert die Trauer?

Man kann häufig von mehreren Trauerphasen sprechen. Zuerst ist man wie betäubt und will den Verlust nicht wahrhaben.

Dann brechen heftige Gefühle auf. Je weniger man sie auslebt, desto größer ist die Gefahr, daß beispielsweise Schlafstörungen auftreten und daß die Anfälligkeit für ansteckende Krankheiten steigt. In dieser Phase versucht man oft, sich mit Alkohol oder Tabletten zu betäuben.

In der dritten Phase ist der Trauernde ganz auf seinen Schmerz fixiert. Er kann an nichts anderes mehr denken als an sich selbst und seinen Schmerz – abgesehen von der Ursache dafür.

Und schließlich beginnt der Trauernde, langsam wieder auf seine Umwelt zuzugehen. Vielleicht hat er jetzt das Gefühl einer Befreiung oder den Wunsch, zu neuen Ufern aufzubrechen, und das kann Schuldgefühle auslösen. Auch Angst vor neuen Beziehungen kann sich einstellen, weil man erneute Trauer nicht riskieren will.

Am heftigsten ist der Trauerschmerz meist erst nach einigen Monaten, wenn die Anteilnahme der Mitmenschen nachzulassen beginnt. Ein „Trauerjahr" reicht daher oft nicht aus.

Wann brauchen Trauernde besondere Hilfe?

Trost durch Verwandte und Freunde ist wichtig. Aber man muß sich auch in Gesprächen, die schmerzhaft sein können, durch die Trauer hindurcharbeiten. Wenn das nicht gelingt, wenn man sich mit Alkohol und Tabletten zu betäuben versucht oder das Gefühl hat, immer tiefer in seiner Trauer zu versinken und vielleicht sogar von Selbstmordgedanken nicht mehr loskommt, sollte man einen Arzt aufsuchen.

Manchmal können Beruhigungsmittel helfen, wenn man mit einem Trauerfall allein nicht fertig wird. Sie können die Trauerzeit aber auch verlängern.

Man kann und darf niemandem seine Trauer abnehmen. Man soll den Trauernden nur begleiten. Ein anderes Ziel verfolgt in solchen Fällen auch eine ärztliche Behandlung nicht. Wichtige Zeichen der Besserung sind, wenn der Trauernde
- wieder normal und regelmäßig ißt,
- wieder richtig zu arbeiten beginnt,
- wieder unter Menschen geht,
- seinen Blick wieder nach vorn richtet.

Was ist eine depressive Reaktion?

Es gibt Fälle, wo die Trauer zu stark für einen Menschen ist. Vielleicht war die Widerstandskraft schon durch Krankheit oder schwierige Umstände geschwächt, oder Enttäuschungen und Mißerfolge reihen sich so unglücklich aneinander, daß sie zu einer seelischen Erschöpfung führen. Es kann viele Gründe dafür geben, daß jemand nicht in der Lage ist, mit Schicksalsschlägen fertig zu werden. Dann spricht man von einer depressiven Reaktion.

Eine depressive Reaktion dauert meist nicht lange an und geht zurück, wenn die auslösenden Belastungen verschwinden oder wenn man sich daran gewöhnt hat.

Warum können Angst und Panik lähmen?

An sich ist Angst ein sinnvolles und notwendiges Gefühl. Es warnt uns vor Gefahren und schützt uns vor deren Folgen. Man muß aber wirkliche Bedrohungen von scheinbaren unterscheiden und eine angemessene Reaktion von einer unangemessenen. Angst stärkt die Aufmerksamkeit und sorgt für eine innere Unruhe, die als Antriebskraft für „Verteidigungsmaßnahmen" wirkt. Nehmen jedoch Ängste ein solches Ausmaß an, daß sie uns regelrecht lähmen, dann sind sie gefährlich.

Wenn Angstzustände oder Panikattacken zu lange anhalten, werden sie eine Ursache für Depressionen.

Was hat Panik mit Depressionen zu tun?

Wer unter so starken Ängsten leidet, daß man sie als eine krankhafte Überreaktion bezeichnen muß, starrt nur noch auf seine Panik wie das sprichwörtliche Kaninchen auf die Schlange, die es verschlingen will. Er kann sich nicht mehr wehren, auch wenn er genau weiß, was da mit ihm geschieht. Er ist innerlich so erregt, daß er an nichts anderes mehr denken kann.

Das bedeutet, die Konzentration auf die Arbeit oder ein normaler Umgang mit anderen Menschen werden unmöglich. Solche Ängste können so stark sein, daß man sie nicht mehr unter Kontrolle bringt und aus Verzweiflung oder Hoffnungslosigkeit depressiv wird. Das ist dann eine manisch-depressive Erkrankungsform, zu deren wichtigsten Merkmalen Unruhe gehört.

Die innere Unruhe kann unbestimmt sein, sie kann als Angst- oder Panikattacke plötzlich und anfallsweise auftreten, und sie kann auf einen Gegenstand oder eine Situation gerichtet sein. In letzterem Fall wird sie immer wieder auftauchen, wenn eine bestimmte Situation sich wiederholt. Dann spricht man von einer Phobie.

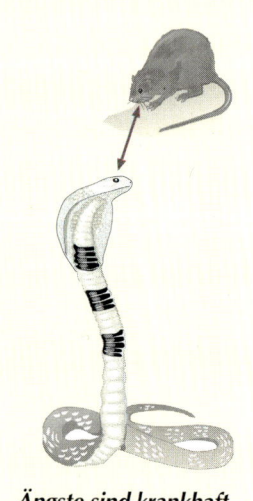

Ängste sind krankhaft, wenn sie zu einer völligen Lähmung des Betroffenen führen und unkontrollierbar sind.

Wie reagiert der Körper auf eine Panikattacke?

Manche Formen krankhafter Angst sind sehr verwandt mit einer Depression und werden daher auch mit den gleichen Medikamenten behandelt – vorwiegend mit Antidepressiva und Beruhigungsmitteln. Vor allem körperliche Symptome machen den Patienten oft erst bewußt, daß sie zum Arzt gehen müssen. Die wichtigsten Anzeichen sind:

- ein Gefühl des Kontrollverlustes,
- buchstäblich „weiche Knie", Schwäche und Übelkeit,
- Schwindelanfälle, manchmal Ohnmacht,
- Atembeschwerden, Herzklopfen, Brustschmerzen,
- Schweißausbrüche,
- Kopfschmerzen und starke Verspannungen der Muskulatur,
- das Gefühl, „neben sich zu stehen".

Krankhafte Angst äußert sich in körperlichen Symptomen.

Ist die Angst Ursache oder Folge einer Depression?

Es gibt viele Formen von Angst und Depression, und es gibt Angst als Ursache und als Folge von Depressionen. Oft haben panikartige Erregungszustände eine depressive Erkrankung als Ursache; vor allem im Zusammenhang mit manisch-depressiven Erkrankungen können Ängste ein häufiges Erscheinungsbild sein. Bei diesen Depressionsformen leidet man abwechselnd an Unruhe und Niedergeschlagenheit.

Ängste, deren Ursache uns nicht bewußt und die heftig und lange anhaltend sind, können aber auch zu einer Depression führen. Es hilft nicht, genau zu wissen, was die panische Angst bereitet, wenn man nichts dagegen tun kann und einem niederdrückenden Gefühl von Hilflosigkeit, Ausgeliefertsein, Unkontrollierbarkeit und Hoffnungslosigkeit erliegt. Aus diesem Grund ist die Angst ein Thema im Zusammenhang mit Depressionen.

Besonders häufige Ängste sind Phobien, griechisch Befürchtungen. Sie entstehen durch heftige Bedrohungserlebnisse oder chronische Angst vor bestimmten Situationen.

Was heißt „manisch-depressiv"?

Manische oder depressive Krankheitsschübe beschränken sich meistens auf weniger als zehn Prozent der Lebenszeit. Im übrigen sind die Patienten so gesund wie jeder andere.

Zu den endogenen, also von innen kommenden Depressionen gehört nicht nur die bereits beschriebene Melancholie, sondern auch die sogenannte Altersdepression und die phasenhaft verlaufende Depression. Hierbei gibt es zwei Formen, die besonders häufig sind: Einmal macht sich die Depression nur von Zeit zu Zeit für eine Weile bemerkbar. Zwischen diesen Phasen ist und fühlt sich der Patient gesund und leistungsfähig. Aber der nächste Schub kommt bestimmt, wenn man ihm nicht vorbeugt, und er kann Wochen oder Monate dauern.

Die zweite Form dieser phasenhaften oder zyklischen Erkrankung nennt man manisch-depressiv, weil sich zwischen den depressiven Schüben die Symptome in ihr Gegenteil verkehren: Der Patient wird gereizt und überaktiv, wirkt unermüdlich und übertrieben gut gestimmt, macht ständig Witze und neigt zu übereilten Entschlüssen oder Leichtsinn.

Was ist eine Manie?

Von Manie, auf griechisch Raserei oder auch fälschlich Wahnsinn, spricht man, wenn jemand zeitweilig auffallend übertrieben aktiv, gehobener Stimmung und gleichzeitig reizbar ist, und zwar ohne erkennbare Ursache.

In dieser Verfassung ermüdet ein Mensch praktisch nie, macht die Nacht zum Tag, gehen anderen mit seiner fröhlichen Hektik auf den Wecker, ißt und trinkt wie ein Weltmeister und braucht wenig Schlaf. Mit einem Wort: Man fühlt sich in Hochform. Aber Vorsicht: Wenn die Ausgeglichenheit fehlt, kann sich eine Krankheit dahinter verbergen.

Wichtigste Merkmale einer Manie sind übertrieben gehobene Stimmung und starke Untriebigkeit.

Trifft ein Mensch in seiner manischen Phase auf Widerstand, reagiert er aggressiv und gereizt. Dann fällt er aus der Rolle, „man erkennt ihn nicht wieder", er vergreift sich im Ton. Wer ihm gute Ratschläge geben will, wird ruppig abgewiesen. Auch ein Kaufrausch kommt in solchen Zeiten häufiger vor.

Angehörige, denen dieses Verhalten zu viel wird, müssen erleben, daß man „ihnen endlich die Meinung sagt", daß es heftige, schmerzliche Diskussionen gibt. Sie machen sich zu Recht Sorgen darüber, was der Betroffene jetzt als nächstes anstellen könnte. Eine Beruhigung ist in solchen Fällen oft nur mit ärztlicher Hilfe möglich.

Wer eben noch himmelhoch jauchzend alle Welt umarmt hat und im nächsten Augenblick zu Tode betrübt ist, strengt sich seelisch und körperlich sehr an. Das eine Extrem begründet oft das andere, denn wer eine Zeitlang hektisch überaktiv und übertrieben fröhlich war, muß irgendwann merken, daß diese Gefühle ihn zumindest teilweise betrogen haben. Er spürt auch plötzlich den Kraftverlust durch die vorausgegangene Zeit der scheinbaren Unermüdlichkeit. Dann kippt sein Gefühlszustand ins Gegenteil um.

Auch grundlose oder übertriebene Niedergedrücktheit sucht sich auf ähnliche Weise einen Ausgleich. Das Dumme ist nur, daß bei Kranken eben diese Ausgeglichenheit nicht zu erreichen ist. Statt eines Ausgleichs folgt das nächste Extrem, das Pendel schlägt auch in die Gegenrichtung zu weit aus.

Solche zeitlichen oder ursächlichen Zusammenhänge zwischen Depression und Manie sind möglich, stellen sich aber nicht immer und automatisch ein. Oft gibt es keine manische Phase bei Depressionen, und oft liegen zwischen der depressiven und der manischen Phase längere Zeiten ganz ohne Symptome.

Man darf nie vergessen, daß der Kranke nicht anders kann, daß sein Verhalten keine Charakterfrage ist oder eine freie Willensentscheidung. Alle Formen der Depression sind eine Krankheit der Gefühle, die sich zum Gefängnis für den Patienten entwickelt haben.

> **Manisch-depressive Menschen sind einem krassen Wechsel der Gefühle ausgeliefert.**

> **Manisch-depressive Menschen können für ihre Umgebung zu einer großen Belastung werden und brauchen Hilfe.**

Welche körperlichen Symptome weisen auf eine Depression hin?

Unabhängig vom einzelnen Krankheitsbild, der Ursache oder dem Verlauf kann man bestimmte körperliche Merkmale einer Depression benennen und beschreiben. Lustlosigkeit und Müdigkeit, allgemein geringere Vitalität erzeugen manchmal ein gesteigertes Schlafbedürfnis. Trotzdem leidet man unter Schlafstörungen und kann schlecht ein- und kaum einmal durchschlafen. Der Schlaf ist unruhig, schwer und nicht erholsam, man wacht zu früh auf und erlebt dann ein Morgentief, das berüchtigte „Morgengrauen": Der Tag wirkt wie ein bedrohlicher Berg. Der Appetit läßt nach, man verliert Gewicht und leidet an Verstopfung. Auch das Sexualleben leidet.

Fast alle körperlichen Merkmale einer Depression können auch Symptome anderer Krankheiten sein.

Der Kranke bietet ein „Bild des Jammers": seine Körperkraft und körperliche Leistungsfähigkeit lassen deutlich nach. Seine Haltung ist vornübergebeugt, er bewegt sich mit schleppenden Schritten und matten Gesten.

Die Stimme wird leise, oft ist die Sprechweise langsam, eintönig und „in sich gekehrt". Der Gesichtsausdruck ist immer müde und ernst, manchmal auch leblos und wie erstarrt. Die Augen wirken glanzlos und der Blick verschleiert, weil der Körper zuwenig Tränenflüssigkeit bildet. Das Haar wird glanzlos und spröde; oft leiden Depressive unter Haarausfall.

Man wird empfindlich gegen Temperaturschwankungen, leidet unter Hitzewallungen und Frösteln, bekommt leicht hektische rote Flecken im Gesicht und am Hals. Manchmal schwitzt man zuwenig, dann plötzlich wieder zuviel.

Haut und Schleimhäute trocknen leicht aus, was zu Schmerzen beim Geschlechtsverkehr, Mundgeruch und einer erhöhten Anfälligkeit für Allergien oder Hautreizungen führt. In den Gliedmaßen verspürt man oft ein unklares Kribbeln und Reißen. Kreislaufstörungen und Herzrasen, unmotivierte Atemnot und seelisch verursachter Hustenreiz können hinzukommen.

Bei psychischen Belastungen nimmt man oft eine einseitige und verkrampfte Haltung ein, und dadurch verspannen sich die Muskeln. Das führt zu Schmerzen in Armen und Schultern, Hals-Nacken-Bereich, Rücken und Gelenken. Man fühlt sich, als ob man Rheuma hätte, aber die Schmerzen sind oft schlecht festzulegen und wandern manchmal.

Es fängt mit Appetitlosigkeit an und hört mit Gewichtsverlust auf. Dazwischen liegen gelegentliche „Ausrutscher" mit Heißhunger und starkem Durst oder einer unkontrollierbaren Lust auf Süßigkeiten.

Häufig kommen konkrete Magen-Darm-Beschwerden hinzu: Übelkeit, Blähungen, Sodbrennen, Verstopfung oder Durchfall. Besonders unter dem Brustbein verspürt man Magendruck und Völlegefühl.

Beim Wasserlassen treten Schmerzen auf. Man muß häufig zur Toilette und spürt ein Ziehen in der Blase, kann sich aber oft nur mangelhaft erleichtern.

Man fühlt sich, als ob ein Reifen den Kopf zusammenpressen würde. Meist entsteht ein schmerzhafter Druck auf den Hinterkopf oder die Augen, was dann auch zu Sehstörungen führen kann. Starke Lichtempfindlichkeit, Doppelbilder, Entzündungen und Sehunschärfen treten auf, oft ohne daß zu erkennen wäre, warum man schlecht sieht.

Manche Patienten bekommen Zahnschmerzen oder klagen über schlecht sitzende Prothesen, obwohl der Zahnarzt nichts feststellen kann. Oft kommt ein Gefühl hinzu, als hätte man einen Kloß im Hals. Man wird überempfindlich für Geräusche, bekommt Ohrensausen oder hört schlecht ohne organischen Befund und spürt einen unangenehmen Druck auf den Ohren.

Wenn der Arzt bei bestimmten körperlichen Beschwerden keine bestimmte körperliche Krankheit feststellen kann, sollte man mit ihm besprechen, ob es sich um eine Depression handeln könnte.

Welche seelischen Symptome weisen auf eine Depression hin?

Von der typischen Niedergeschlagenheit und traurigen Stimmung bei Depressionen war bereits die Rede. Oft können Patienten zu Beginn der Erkrankung nicht weinen; später aber kommt es auch zu Weinkrämpfen, oder sie weinen häufig leise vor sich hin und können nicht damit aufhören.

Die Unfähigkeit, sich zu freuen, auf eine freundliche Umgebung einzugehen, wurde bereits erwähnt. Man kann nichts mehr richtig genießen und leidet an einem allgemeinen und zunehmenden Gefühl der Lustlosigkeit, Interesselosigkeit und Gleichgültigkeit, fühlt sich schwach und ohne Energie, leicht ermüdbar und bisweilen willenlos und völlig apathisch.

Depressionen stören nicht nur das Gefühlsleben, sie können auch das Denken ganz oder teilweise lähmen. Wahnvorstellungen sind manchmal ebenfalls damit kombiniert.

Der eine verliert „nur" den Glauben an die Menschheit, aber der andere, der religiöse Mensch, leidet vielleicht noch mehr, denn bei Depressionen läßt die religiöse Glaubensfähigkeit nach. Man sieht plötzlich immer weniger Sinn darin, in die Kirche zu gehen, bezweifelt die heilsame Wirkung der Beichte oder der Sakramente. Oft findet man den Zugang zum früheren Trost durch Schuldgefühle blockiert oder kann nicht mehr beten. Die depressive Antriebsschwäche verhindert, daß man sich aufrafft, etwas zu tun, was einmal gut für das seelische Gleichgewicht war.

Die rasche Erschöpfbarkeit und häufige Ermüdung macht es mit der Zeit immer schwerer, sich noch richtig zu konzentrieren oder gar mit mehreren Zielen gleichzeitig zu beschäftigen. Man verliert ständig den Faden, fängt neue Dinge an, kann sie aber nicht zu Ende bringen.

Das ganze Denken wird mit der Krankheit langsamer, umständlicher, mühsamer und kreist nur noch um wenige Themen. Man hat keine Ideen mehr, wird vergeßlich und zerstreut. Vor allem geistig interessierte Menschen leiden so unter dieser „Leere im Kopf", daß sie nicht selten in Selbstmordgefahr schweben.

Depressive neigen zum Grübeln, flüchten dazu oft ins Bett, ohne dort Erholung zu finden, sind unschlüssig und wankelmütig. Häufig führen sie nutzlose und zermürbende Diskussionen, die sich im Kreis drehen.

Störungen des Denkens können sich durch manisch-hektische Unruhe und andere Elemente der Krankheit bis zu Wahnvorstellungen steigern. Wahnhafte Depressionen sind etwa der Verarmungswahn, der Versündigungswahn, der Wahn des eingebildeten Kranken, der Verfolgungswahn und andere Störungen der Wahrnehmung und des Denkens.

Minderwertigkeits- und Schuldgefühle, Teilnahmslosigkeit und ständig gedrückte Stimmung, aber auch ständige Unrast, Unruhe, Reizbarkeit oder zwanghafte Angstzustände und Empfindlichkeit sind natürlich eine Belastung für jede zwischenmenschliche Beziehung, ganz gleich ob in Ehe, Familie, Freundschaft oder Beruf. Hier braucht der Kranke tatsächlich Verständnis, Geduld und Hilfe von seiner Umgebung.

Wenden wir uns einmal vom psychosozialen Umfeld ab und nur dem Patienten selbst zu: Er leidet darunter, daß er gefühlsmäßig „leer" ist. Das macht ihn unsicher, und er verliert zunehmend die Fähigkeit, gefühlsmäßige Beziehungen zu anderen Menschen richtig einzuschätzen und zu pflegen. Einsamkeit tut aber weh. Ängstlich wird registriert, daß die Mitmenschen mehr und mehr auf Distanz gehen; der Patient selbst tut das gleiche, weil er sich dadurch zutiefst verunsichert fühlt. Oder er jammert ständig jedem etwas vor und setzt dadurch den Rückzug des Gegenübers in Gang. Eine zu ungestüme und unablässige Forderung nach Liebe, Zuwendung und Verständnis wird von der Umgebung eben als einseitig und abstoßend empfunden.

Auch Beziehungen zu anderen Menschen leiden unter einer Depression. Zuweilen werden Manisch-Depressive sogar gewalttätig. Meist richten sie Aggressionen aber gegen sich selbst.

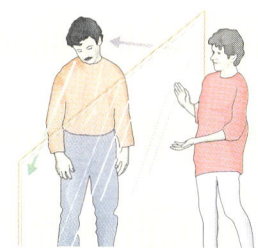

Depressive Menschen sind durch eine nur schwer durchdringliche Barriere von den anderen getrennt: Entweder ziehen sie sich zurück, oder sie konzentrieren sich zu sehr auf sich selbst.

Wie erkenne ich eine Depression?

Auf den vorhergehenden Seiten war zwar schon viel von Symptomen die Rede, aber dabei konnten Sie auch zweierlei sehen: Erstens zeigt nicht jeder Depressive alle Symptome, und zweitens liegen sie fast alle im Grenzbereich zwischen körperlichen und seelischen Empfindungen. Daher kann man oft ihre Ursache schwer erkennen. In der Medizin hat sich daher durchgesetzt, die Symptome für Depressionen in Gruppen zusammenzufassen, die besonders häufig gemeinsam auftreten. Man nennt sie Syndrome (griechisch: Zusammenfassungen) und hat sie je nach der Richtung, die sie nehmen und der sich auch die Behandlung anpaßt, aufgeteilt in das gehemmt-depressive Syndrom, das eher still ist und bei dem Antriebsstörungen, Ängste und Niedergedrücktheit vorherrschen, und das agitierte oder „getriebene" depressive Syndrom, das von Unruhe, Hektik, Reizbarkeit und Aktivität geprägt wird.

Für eine Depression spricht, wenn die Krankheit keinen schleichenden, sondern einen klar erkennbaren Anfang genommen hat, sich schnell entwickelt und selbstzerstörerisch bleibt.

Wann bin ich krank?

In vielen Fällen kann man dem depressiven Menschen seine Krankheit ansehen, es gibt aber auch die sogenannte lächelnde oder lachende Schwermut, die aus Verzweiflung und mit schwarzem Humor eine Mauer oder eine Tarnung um sich errichtet. Oft quälen sich die Patienten wochen- oder monatelang mit verwirrenden Beschwerden herum, hören oder denken, sie seien „urlaubsreif", stünden unter Streß, seien überfordert. Man sollte zum Arzt gehen,

Gegen eine Depression und für eine geistige Erkrankung spricht, wenn der Patient sich selbst überschätzt und die Schuld für Probleme immer bei anderen sucht.

- wenn die Depression ununterbrochen mehrere Wochen anhält,
- wenn die Beschwerden quälend sind und die Arbeit oder zwischenmenschliche Beziehungen belasten,
- wenn eine besondere Freude z. B. ein Urlaub, ein Fest oder eine Gehaltserhöhung keine Änderung bewirkt.

Welche Hinweise sind zuverlässig?

Depressionen sind eine besonders gefürchtete Krankheit, aber vielleicht werden sie gerade deshalb trotz allen Wissens oft nicht oder erst nach einer langen Leidenszeit erkannt.

Selbstverständlich kann nur ein Facharzt eine gründliche und endgültige Diagnose stellen, das heißt entscheiden, was Ihnen wirklich fehlt. Trotzdem möchten wir Ihnen eine Handhabe geben, die falscher Beruhigung oder Beunruhigung vorbeugen kann.

Gegen eine Depression und für eine geistige Erkrankung spricht auch, wenn der Patient sich anderen aufdrängt und sein Kurzzeitgedächtnis nachläßt.

Antwort positiv – Befund negativ

◆ Fühlen Sie sich ohne ersichtlichen Grund körperlich oder seelisch in einem „Tief"?

◆ Fühlen Sie sich müde, antriebsschwach und zerschlagen, ohne zu wissen, warum?

◆ Haben Sie unerklärliche Schlafstörungen?

◆ Können Sie sich nicht mehr richtig freuen?

◆ Sind Sie seit einiger Zeit verunsichert, ängstlich und ratlos, obwohl Sie sich anders kennen?

◆ Fühlen Sie sich lustlos und ohne Interesse an Personen oder Dingen, die Ihnen früher viel bedeutet haben?

◆ Neigen Sie zu endlosen Grübeleien und haben Mühe, Entscheidungen zu treffen?

◆ Haben Sie das Gefühl, Ihr Leben sei sinnlos?

◆ Haben Sie in letzter Zeit abgenommen oder den Appetit verloren?

◆ Haben Sie in letzter Zeit unerklärliche Beschwerden oder Schmerzen im Magen-Darm-Bereich, im Kopf, im Rücken oder beim Atmen?

◆ Haben Sie in letzter Zeit sexuelle Probleme?

Wenn Sie mehr als drei Fragen der Checkliste ehrlich mit ja beantworten müssen, besteht ein begründeter Verdacht, daß Sie an einer Depression leiden.

Der Satz „Wer nichts sagt, hat auch nichts" führt leicht in die Irre. Prüfen Sie anhand nebenstehender Fragen, ob eine Depression vorliegen könnte.

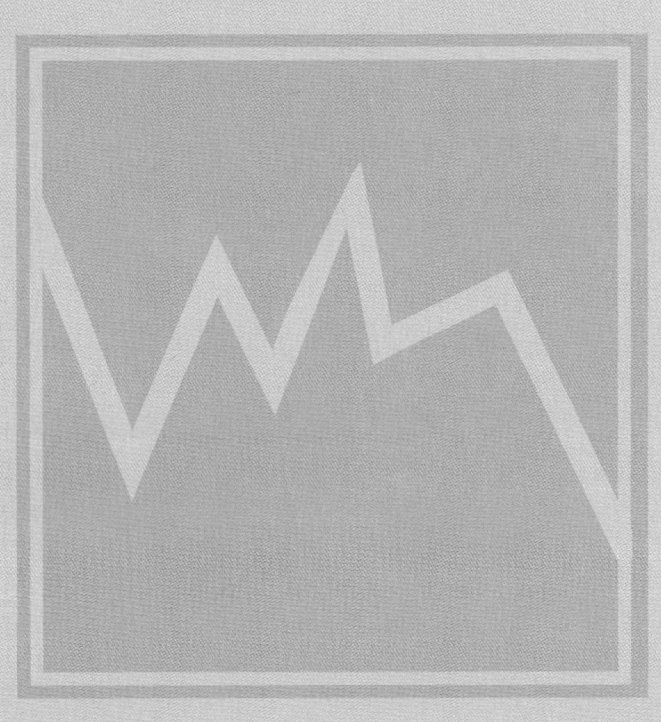

Wie entsteht und verläuft eine Depression?

Bisher haben wir die Depression nur unter dem Gesichtspunkt ihrer Erscheinung betrachtet. Nun wollen wir uns den Ursachen, der Entstehung und dem Verlauf der wichtigsten Krankheitssymptome zuwenden. Von ihnen hängt die Schwere der Depression ab und die Art der Behandlung. Hier läßt sich auch die Frage beantworten, ob, wann und unter welchen Umständen eine Depression chronisch werden kann. Einfluß auf die Entwicklung aber ist fast immer möglich.

Welche seelischen Ursachen können Depressionen haben?

Man kann bei Depressionen zwischen körperlichen oder nicht körperlichen Ursachen unterscheiden.

Die meisten Mediziner teilen die Depressionen nach Ursachen ein und sprechen dann von körperlich begründbaren (somatogenen), biologisch begründbaren (endogenen), also von innen kommenden, und seelisch bedingten (psychogenen) Ursachen. Doch da gibt es Überschneidungen; zum Beispiel bestehen viele Regungen des Gemüts aus mehr Chemie, als der Laie ahnt, und streng genommen sind natürlich seelische Ursachen immer auch innere Ursachen.

Manche Fachleute ziehen es daher vor, nur zwei Gruppen zu bilden: Unter dem Sammelbegriff endogene Depression fassen sie alle Fälle zusammen, die keine erkennbare Ursache haben, die durch psychische Konflikte entstehen oder die durch körperliche Erkrankungen ausgelöst werden. Dazu zählt man auch die Folgen von Operationen oder die Nebenwirkungen mancher Medikamente und Hormone, die ein Patient vielleicht wegen anderer Krankheiten eingenommen hat.

Die zweite Gruppe bilden die sogenannten reaktiven Depressionen. Darunter versteht man Depressionen nach einer schweren seelischen Belastung, Depressionen bei anhaltender seelischer Belastung (Erschöpfungsdepression) und Depressionen, die neurotische Züge haben. Solche Depressionen dauern verhältnismäßig lange und kehren oft wieder zurück.

Bei depressiven Krankheitsbildern kann man zwischen Ursachen unterscheiden, die im Menschen selbst liegen (endogen), und Reaktionen auf irgendwelche Ereignisse.

Wir wollen keinen wissenschaftlichen Streit darüber führen, ob es einen Unterschied zwischen Psyche und Seele gibt (die alten Griechen kannten ihn nicht). Wir möchten nicht philosophieren, sondern informieren und praktisch helfen. Daher wird hier nur von seelischen, körperlichen und unklaren oder gemischten Ursachen der verschiedenen Depressionsformen die Rede sein.

Welche Depressionen kommen am häufigsten vor?

Die meisten Depressionen haben seelische Ursachen. In der Regel hängen sie mit einem Schicksalsschlag zusammen. Das kann der Tod eines geliebten Menschen sein, aber auch ein besonders schmerzliches Erlebnis in der Vergangenheit.

Die Krankheit ist in solchen Fällen die Antwort der Gefühle auf Überlastungen.

Eine depressive Reaktion verläuft ohne schwere Selbstvorwürfe, Wahnideen oder Realitätsverlust. Bei dauerhaften Konflikten kann sie aber chronisch werden.

Was versteht man unter einer reaktiven Depression?

Darunter versteht man eine depressive oder ängstliche Verstimmung, ausgelöst durch ein äußerliches, schmerzliches und auch von anderen als solches durchaus nachvollziehbares Ereignis – oder durch mehrere Ereignisse, die sozusagen das Faß zum Überlaufen bringen. Das ganze Fühlen und Denken kreist immer darum.

Eine reaktive Depression findet sich gehäuft zwischen Pubertät und mittleren Lebensjahren, bei Frauen außerdem noch vor dem Klimakterium, beim Mann gegen Ende der beruflichen Laufbahn.

Bei jüngeren Menschen dauert eine reaktive Depression meist Tage bis mehrere Wochen, bei älteren Menschen kann sie länger andauern.

Die Beschwerden sind in der Regel nicht so stark wie bei der endogenen Depression. Wenn Tagesschwankungen überhaupt vorhanden sind, so liegt die depressive Zeit eher am Abend. Psychosomatische Beschwerden sind häufig.

Gerade selbstunsichere und übersensible Menschen neigen zur reaktiven Depression. Eine psychologisch fundierte Therapie ist hier besonders wichtig, Medikamente dienen dabei meist nur der Unterstützung der psychotherapeutischen Arbeit.

Eine reaktive Depression tritt nach Ereignissen ein, die auch einen Gesunden „mitnehmen" würden. Entscheidend für die Krankheit sind Ausmaß und Zahl der inneren Verletzungen.

Was sind Depressionen mit neurotischen Zügen?

Auslöser einer neurotischen Depression sind meist Ereignisse, die einen ungelösten früheren seelischen Konflikt wiederbeleben.

Diese Form der Depression trifft vor allem Menschen im Alter zwischen 20 und 40 Jahren. Sie ist eine Antwort der Seele auf ganz oder teilweise verdrängte schmerzhafte Ereignisse aus der Kindheit und Jugend. Zum Teil ist es unbewußte Selbstverteidigung, so daß man nicht weiß, warum und woher Angst und Reizbarkeit, Melancholie und Mißmut kommen.

Jeder Mensch hat zum Beispiel aggressive und sexuelle Triebe, die ausgelebt werden müssen, aber auch an die Umgebung anzupassen sind, weil sonst das innere oder das gesellschaftliche Gleichgewicht gestört werden. Manchmal scheint beides unvereinbar zu sein; der Widerspruch äußert sich als seelischer Konflikt.

Schuldgefühle, die Unterdrückung von Wut und Zorn und ein beschädigtes Selbstvertrauen sind oft die Folge eines solchen Konfliktes, wie er häufig zwischen Eltern und Kindern angelegt ist.

Neurotisch Depressive sind sehr auf stabile Gefühle zu bestimmten Menschen angewiesen wie Eltern, Partnern, Freunden, manchmal auch Vorgesetzten.

Sie sind sehr verletzbar und reagieren in der Regel heftig auf Kränkungen. Oft haben sie ein stark ausgeprägtes Pflichtbewußtsein und neigen zu Unterordnung und Gewissenhaftigkeit.

Neurotisch depressive Menschen leiden häufig nicht nur an einer anhaltenden Melancholie, sondern auch an Angstzuständen, Zwangsvorstellungen und psychosomatischen Beschwerden. Sie wenden ihre natürliche Aggressivität meist gegen sich selbst, deshalb schweben sie oft und lange in unterdrückter Selbstmordgefahr. Das macht die Behandlung durch einen Facharzt notwendig. Die Krankheit dauert meistens sehr lange und geht im Alter zurück.

Gibt es Gemeinsamkeiten im Verlauf von Depressionen?

Man kann bestimmte Verlaufsformen bei Melancholie und bei Manien feststellen. Aber Depressionen haben verschiedene Ursachen unterschiedlichen Ausmaßes, jeder Patient ist anders, und jede Behandlung wirkt auf eine andere Weise.

Was ist typisch für den Verlauf der Melancholie?

Der Tag des Patienten beginnt in der Regel morgens mit einem Tief. In nicht zu schweren Fällen hellt sich die Stimmung gegen Abend aber auf.

Diese Schwankung ist um so deutlicher, je leichter die Depression ist – in schweren Fällen gibt es auch abends keinen Lichtblick.

Ohne Behandlung dauert eine Melancholie – im groben Durchschnitt – drei bis sechs Monate. Sie kann aber auch mehrere Jahre anhalten oder immer wiederkehren. Genaue Vorhersagen sind unmöglich.

Was ist typisch für den Verlauf einer Manie?

Die „Hochphase" bei einer manisch-depressiven Erkrankung ist von einer gewissen Trübung des Urteilsvermögens gekennzeichnet und nicht durch Schwankungen zwischen Morgen- und Abendstimmung. Das sicherste Kennzeichen für den Verlauf ist die Ausdauer der Patienten. Sie leiden unter einer hartnäckigen Schlaflosigkeit und sind weder durch Alkohol noch Schlafmittel zu beruhigen.

Eine Manie dauert – grob vereinfacht – durchschnittlich zwei bis vier Monate, wenn sie unbehandelt bleibt, und zwei bis sechs Wochen, wenn sie behandelt wird. Auch hier sind aber genaue Vorhersagen von der Natur der Sache her unmöglich.

Die Behandlung von Melancholie bringt meist nach einem bis drei Monaten deutliche Erfolge, doch klingt die Krankheit erst langsam und wellenförmig ab.

Manien dauern grundsätzlich nicht so lange wie eine Melancholie. Die Unterschiede und Schwankungen sind aber von Fall zu Fall sehr groß.

Welche körperlichen Ursachen können Depressionen haben?

Eindeutig körperlich begründet sind Depressionen, die in einem unmittelbaren ursächlichen Zusammenhang mit einer körperlichen Krankheit oder Funktionsstörung wie etwa der Hormonumstellung in den Wechseljahren auftreten. Daneben gibt es erbliche Veranlagungen, die statistisch als wichtige körperliche Krankheitsursache erwiesen sind. Und schließlich kann eine ganze Reihe von biochemischen Veränderungen im Stoffwechsel des Gehirns als Auslöser in Frage kommen, vor allem die Nebenwirkungen bestimmter Medikamente.

Was geschieht im Gehirn?

Für viele depressive Krankheitsbilder ist es gut, etwas über die Vorgänge im Gehirn zu wissen. Das Gehirn besteht aus mehreren Milliarden Nervenzellen, die auf

Aufbau einer Nervenzelle

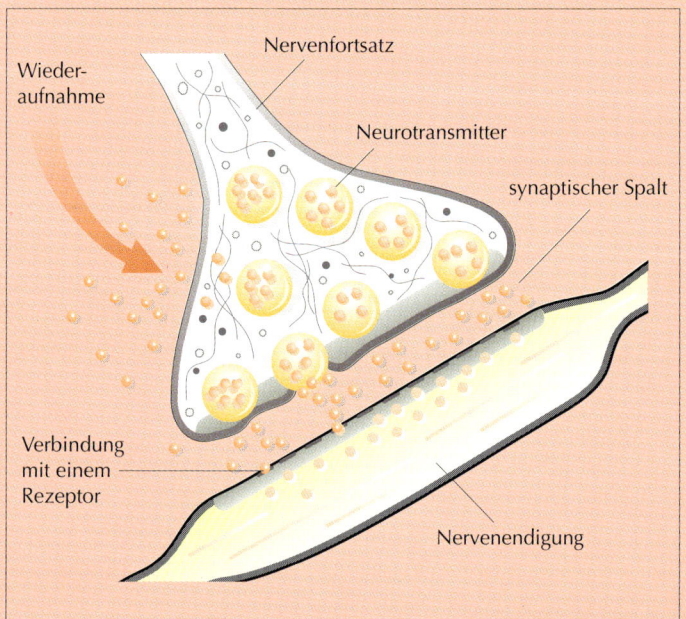

Wiederaufnahme

Nervenfortsatz

Neurotransmitter

synaptischer Spalt

Verbindung mit einem Rezeptor

Nervenendigung

vielfältige Weise miteinander verbunden sind wie Teile eines großen Computers. In den Nervenzellen und ihren Fortsetzungen, den Nervenfasern, werden Botschaften ausgetauscht. Sie breiten sich wie über Stromkabel als elektrische Impulse aus.

Ein kritisches Verbindungsstück zwischen Nervenfasern und Nervenzellen sind die sogenannten Synapsen, wie das griechische Wort für Verbindung lautet. An diesen Stellen findet die Informationsübertragung statt, und zwar nicht nur auf rein elektrischem, sondern auch auf chemischem Wege. Dafür gibt es Überträgerstoffe, die Neurotransmitter. Es sind Stoffe wie Acetylcholin, Noradrenalin, Serotonin, Dopamin, Adrenalin, Histamin und die Gamma-Aminobuttersäure GABA.

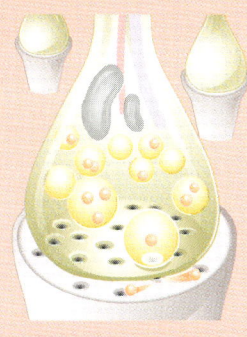

So macht sich ein gestörter Stoffwechsel in den Nervenzellen bemerkbar: Mangel an Überträgerstoffen.

Wie funktioniert die Verbindung zwischen Nervenzellen?

Überträgerstoffe werden in der Nervenendigung chemisch aufgebaut und in kleinen Bläschen gespeichert. Nervenimpulse, die dort ankommen, verändern die elektrische Spannung, und Überträgerstoffe werden durch die Zellhülle in den Spalt zwischen zwei Nervenzellen freigegeben. An der Oberfläche der zweiten Zelle oder Nervenendigung verbindet sich der Überträgerstoff mit einem Empfängerorgan, dem Rezeptor.

Bei einer Depression ist der Stoffwechsel in den Nerven des Gehirns gestört. Vor allem Mangel an Überträgerstoffen für die Botschaften des Gehirns bedeutet, daß Informationen nicht mehr oder falsch übermittelt werden. Manchmal bildet der Körper nicht mehr genug Überträgerstoffe, oder die vorhandenen Überträgerstoffe werden zu schnell verbraucht, weil ungewöhnliche Belastungen auftreten. Manche Verbindungen zwischen Überträgerstoff und Empfänger haben eine erregende, andere wieder eine hemmende Wirkung auf die nachfolgende Nervenzelle. So entstehen entweder manische oder depressive Erkrankungen.

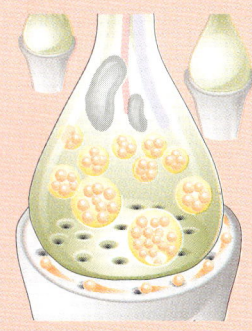

So läßt sich ein gesunder Stoffwechsel der Nervenzellen im Gehirn darstellen: Ständiger geregelter Informationsfluß.

Wie können Medikamente und Krankheiten depressiv machen?

Bei depressiven Menschen fand man heraus, daß sie weniger Abbauprodukte der Hormone Noradrenalin oder Serotonin im Urin hatten. Außerdem stellten Forscher fest, daß überempfindliche Rezeptoren für diese Hormone offensichtlich ein Versuch des Körpers sind, sich dem Mangel an Überträgerstoffen anzupassen: Je empfindlicher ein Empfänger ist, um so weniger Reize braucht er, um „anzuspringen".

Nun werden gegen ungewollte Schwangerschaften, bei Beschwerden während der Wechseljahre, bei Schlafstörungen, Nervosität und in zahlreichen anderen Fällen, etwa bei Schüttellähmung und vielen anderen Nervenkrankheiten sowie Stoffwechselstörungen Hormonpräparate verabreicht. Körperchemie ist eine komplizierte Sache, und so können Depressionen einfach auch Nebenwirkungen von Medikamenten sein.

Ein Hinweis darauf ist auch die Tatsache, daß biologische Veränderungen, die man bei depressiven Patienten gefunden hat, auch bei Patienten mit anderen psychischen Störungen aufgetaucht sind. Um die Verwirrung vollständig zu machen: Inzwischen weiß man, daß längst nicht jede der erwähnten Veränderungen in jedem Teil des Gehirns die gleiche Wirkung hat. Offensichtlich gibt es je nach „Zuständigkeit der Abteilung" für die Botenstoffe ganz verschiedene Botschaften zu vermitteln.

Der Hormonspiegel und damit der nervliche Stoffwechsel kann von organischen Krankheiten ebenso wie von Medikamenten beeinflußt sein.

Kann man wegen anderer Krankheiten depressiv werden?

Es gibt eine Vielzahl organischer Leiden, die biochemische Veränderungen zur Folge haben, wie sie oben beschrieben wurden. Es ist bekannt, daß sie ähnliche Störungen beim Stoffwechsel bestimmter Substanzen im Gehirn verursachen können wie Medikamente. Der Arzt muß bei der Untersuchung von Depressionen die persönliche Krankengeschichte des Patienten lückenlos erfassen, um einen möglichen Zusammenhang aufzudecken.

Viele Frauen klagen vor der monatlichen Regel über das sogenannte „prämenstruelle Syndrom", eine sehr individuelle Mischung aus körperlichen Mißempfindungen wie Schweißausbrüchen, Hitzewallungen, Kopfschmerzen und Kreislaufstörungen. Dazu kommen oft auch Stimmungsschwankungen. Dafür sind in der Tat Hormone verantwortlich, deren Verhalten in schweren Fällen auch Depressionen auslösen kann.

Eine schwere Krankheit oder der Verlust eines wichtigen Körperteils wird oft als seelisch extrem schmerzhaftes Ereignis empfunden, das erst einmal zu verarbeiten ist.

Können Operationen zu Depressionen führen?

Es gibt immer wieder Beispiele dafür, daß eine schwere Operation mit starken Verlustgefühlen für die Patienten verbunden ist. Nach einem Herzinfarkt oder einer Herzoperation muß man erheblich kürzer treten, und manche Menschen fühlen sich dann nutzlos und ihres Lebensinhaltes beraubt.

Eine Frau, die sich sehr gewünscht hat, Mutter zu werden, und der wegen Unterleibskrebs Eierstöcke und Gebärmutter entfernt werden müssen, ist gewiß anfällig für eine Depression als Folge dieser Totaloperation. Ihr ganzes Leben muß eine neue Orientierung finden, und sie hat den Verlust eines Wunschtraums zu verkraften, in den sie bisher vielleicht alle Gefühle investiert hatte.

Auch die Amputation eines Armes oder Beines und eine Querschnittslähmung, die den Patienten für den Rest seines Lebens an den Rollstuhl fesselt und von fremder Hilfe abhängig macht, kann Depressionen auslösen. Vielleicht war er Sportler, vielleicht hat er körperlich gearbeitet, vielleicht hat er Angst davor, jetzt nicht mehr geliebt zu werden, auf Sex verzichten zu müssen oder ganz einfach seine Freiheit einzubüßen.

Wenn der Körper Schaden nimmt, muß sich auch die Seele davon erholen. Ist sie damit überfordert, treten Symptome einer Depression auf.

Was ist, wenn die Ursachen einer Depression unklar bleiben?

Oft kann man eine direkte Ursache für Depressionen überhaupt nicht ermitteln, vor allem bei jener endogenen Depression, die wir inzwischen als „klassische Melancholie" kennen. Nicht nur Neurosen können an einer Depression beteiligt sein: Wenn sie in Phasen verlaufen und die Symptome schwer sind, treten die beschriebenen depressiven Schübe auch häufig gemeinsam mit Anzeichen anderer Geisteskrankheiten auf, etwa von Schizophrenie (Bewußtseinsspaltung). Schizophrene Symptome sind

Depressionen können als gemischte Zustände auch mit Geisteskrankheiten zusammen auftreten.

- ein „zerfahrenes" Denken,
- das Hören von „Stimmen" (akustische Halluzinationen),
- Verfolgungswahn,
- das Gefühl, daß andere Menschen hören, was man denkt,
- das Gefühl, daß andere einem die eigenen Gedanken wegnehmen,
- das Gefühl, daß andere einem die Gedanken eingeben.

Kann „es uns vor Freude einfach umhauen"?

Es kommt auch vor, daß sich körperliche und seelische Ursachen so vermischen, daß sie sich einfach nicht mehr klar trennen lassen. Jeder hat manchmal Erlebnisse, die ihm „auf den Magen schlagen" oder ihm „Kopfschmerzen bereiten". Doch nicht nur solche unerfreulichen Dinge bereiten uns jene Art von Streß, die eine Depression nach sich ziehen kann; auch erfreuliche Veränderungen wie eine Heirat, ein Umzug oder eine Beförderung lösen manchmal eine Depression aus.

Die Symptome und Folgen von Freude und Leid sind sich manchmal sehr ähnlich. Sie bedeuten Streß, und darauf reagieren Gesunde und Kranke unterschiedlich.

Daraus kann man schließen, daß so eine Krankheit nicht aus heiterem Himmel kommt, und daß sehr viele verschiedene Dinge uns überfordern können. Ein Hinweis darauf ist schon die Tatsache, daß manche Menschen buchstäblich vor Freude in Tränen ausbrechen oder ohnmächtig werden können.

Gibt es bei chronischen Depressionen wechselnde Ursachen?

Es ist ein wichtiger Trost für jeden, der mit Depressionen zu tun hat, daß diese anders als manche andere seelische Störungen fast immer zurückgehen und nichts zurückbleiben muß. Allerdings kommen sie in zyklischen und phasenhaften Formen wieder. Manchmal ist aber kein bestimmendes Ereignis allein die Ursache einer immer wiederkehrenden Depression, sondern erst in Verbindung mit einer bestimmten Veranlagung. Dann wird jedes neue schmerzhafte Erlebnis für die gestörte Gefühlswelt zur Gefahr eines Rückfalls.

Die Veranlagung ist entweder auf die erwähnten biochemischen Veränderungen zurückzuführen oder auf Vererbung. Fast immer spielen körperliche und seelische Ursachen eine Rolle bei der Entstehung einer Depression, in chronischen Fällen ganz sicher. Doch ebenso gewiß ist die Umwelt daran beteiligt.

Kann man jemanden „in den Selbstmord treiben"?

Die Mitmenschen und die Gesellschaft, in der wir leben, dürfen nicht einfach außen vor bleiben. Ist jemand sensibel, so ist er auch empfänglicher als andere Menschen für niedergeschlagene Stimmungen. Kein Mensch ist eine Insel, niemand lebt für sich allein und kann sich völlig den Fehlern anderer und ihren Auswirkungen oder dem Zustand seiner Gruppe entziehen. So gesehen, hat das Verhalten seiner Mitmenschen schon manchen zum Selbstmord getrieben.

Eine Umwelt, die uns durch Lärm und Gifte in Wasser und Luft krank macht, kann ebenso Depressionen hervorrufen wie eine lieblose Ehe oder ein tyrannischer Chef.

Welche Rolle spielt die Vererbung?

Statistisch ist die Veranlagung zu phasenhaften Depressionen erblich bedingt. Je näher der Verwandtschaftsgrad zu erkrankten Personen, desto größer ist das Risiko.

Man spricht in der Regel von einer chronischen, das heißt zeitlich nicht festgelegten Depression, wenn sie länger als zwei Jahre dauert oder in diesem Zeitraum mehrere depressive Schübe aufgetreten sind. Besonders solche Fälle, die aber trotzdem meistens erfolgreich behandelt werden können, haben die Mediziner auf die Frage gebracht, ob es zumindest erbliche Teilursachen gibt. Der Mannheimer Psychiater Professor Dr. Hans-Jürgen Luderer hat 1994 in seinem Buch „Himmelhoch jauchzend, zu Tode betrübt" einige Zahlen über umfangreiche Untersuchungen auf diesem Gebiet veröffentlicht, die sehr aufschlußreich sind:

Verwandte mit Depressionen	Risiko, selbst zu erkranken
Beide Eltern	48–74 Prozent
Ein Elternteil	6–24 Prozent
Sohn oder Tochter	2–23 Prozent
Eineiiger Zwilling	33–93 Prozent
Zweieiiger Zwilling	0–39 Prozent
Bruder oder Schwester	3–23 Prozent
Großvater oder Großmutter	2–13 Prozent
Halbbruder oder Halbschwester	1–17 Prozent

Die phasenhafte Melancholie beginnt meist im Alter von 20 bis 30 Jahren und betrifft öfter Frauen, manisch-depressiv werden Männer und Frauen gleich oft im Alter von 30 bis 40 Jahren.

Welche Depressionen können genetische Gründe haben?

Die meisten Psychiater geben zu, daß die genaue Ursache oder einige Ursachen depressiver Erkrankungen noch unbekannt sind, meinen aber auch, daß phasenhaft verlaufende Depressionen und Manien meistens eine biologische Grundlage haben. Das heißt, Vererbung schafft oft erst die Voraussetzungen für eine Depression, und andere Auslöser bringen die Krankheit zum Ausbruch. Diese Auffassung wird auch durch Ergebnisse der Genforschung unterstützt.

Der Grund dafür ist sicher zum Teil die Drüsenproduktion von Hormonen und die Beschaffenheit des zentralen Nervensystems. Manche Defekte in diesem Bereich werden anscheinend mit der Erbmasse weitergegeben. Das betrifft phasenhaft verlaufende Melancholie und manisch-depressive Erkrankungen. Bei manisch-depressiven Erkrankungen ist das Risiko etwas höher.

Was spricht dafür, daß Depressionen erblich sind?

In der Statistik fällt auf, daß eineiige Zwillinge besonders oft gemeinsam an einer phasenhaften Depression leiden. Das heißt, wenn der eine Zwilling betroffen ist, dann ist es häufig auch der andere. Geschwister haben die gleichen Eltern, leben unter den gleichen Umständen in der gleichen Wohnung, besuchen meistens die gleiche Schule und haben die gleichen Verwandten, Freunde und Bekannten. Sie wachsen unter weitgehend identischen Bedingungen auf. Bei Geschwistern kann der Grund für die gemeinsame Depression die gleiche Umgebung und zum Teil gemeinsame Erbanlagen sein.

Welche Rolle spielt die Umgebung?

Studien haben gezeigt, daß beides wichtig ist: die genetische Veranlagung und die Umgebung, in der jemand aufwächst. Welche Umgebungsbedingungen besonders wichtig für die Auslösung von Depressionen sind, ist bislang nicht bekannt. Generell gilt: je stärker die erbliche Veranlagung, um so geringer dürfen Störfaktoren aus der Umgebung, Familie, Partnerschaft und Beruf an der Auslösung einer Depression beteiligt sein.

Besonders gefährdet scheinen nach bisherigen Untersuchungen eineiige Zwillinge zu sein, wenn beide Eltern manisch-depressiv waren oder sind.

37

Gehöre ich zu einer Risikogruppe?

Ein höheres Risiko, an Depressionen zu erkranken, tragen Menschen mit einer erblichen Veranlagung, die über lange Zeit besonderen Belastungen ausgesetzt sind.

Neben Veranlagung gibt es viele mögliche Ursachen für depressive Krankheitsbilder und Symptome. Man sollte aber niemals von Depressionen reden, wenn jemand einfach nur wetterfühlig ist, gelegentlich ängstlich wird oder an einem psychosomatischen Unwohlsein leidet, zum Beispiel einen „nervösen Magen" hat oder Migräne.

Wer wirklich ernsthaft unter einer schlimmen und scheinbar grundlosen Niedergedrücktheit leidet, wie im ersten Kapitel beschrieben, kann die Frage, ob er zu einer Risikogruppe gehört, oft schon beantworten, wenn er sich nach möglichen Auslösern fragt.

Mögliche Auslöser für eine Depression

- ◆ Welche körperliche Krankheit könnte dafür verantwortlich sein?
- ◆ Nehme ich Medikamente oder habe ich kürzlich welche abgesetzt?
- ◆ Gab es in meinem Leben Ereignisse, die mich seelisch oder in der Beziehung zu meinen Mitmenschen schwer belasten und mich nie richtig losgelassen haben?
- ◆ Bin ich einem Dauerstreß ohne Hoffnung auf Besserung ausgesetzt, zum Beispiel in Familie oder Erwerbsleben?
- ◆ Hatte ich schon einmal eine ärztlich behandelte Depression?
- ◆ Gibt oder gab es in meiner Familie Fälle von Depression?
- ◆ Kommen mir immer wieder hartnäckige Selbstmordgedanken?
- ◆ Trinke ich regelmäßig Alkohol?
- ◆ Nehme ich Drogen?

Tabletten und Alkohol werden gern zur „Selbsthilfe" eingesetzt, machen aber alles nur noch schlimmer.

Wie wirken Alkohol und Drogen?

Die letzten Fragen haben schon das Thema des Mißbrauchs von Alkohol, Medikamenten und Drogen aufgeworfen, das hier nicht ausgespart werden darf. Viele Alkoholkranke, Drogenkranke oder von Tabletten abhängige Menschen leiden unter depressiven Verstimmungen. Andererseits versuchen nicht wenige Depressive auf eigene Faust, sich mit Alkohol und Medikamenten selbst zu helfen – manchmal auch mit noch gefährlicheren Drogen.

Welchen Einfluß hat die Persönlichkeit?

Mit Intelligenz meint der Fachmann die geistige und praktische Leistungsfähigkeit eines Menschen. Persönlichkeit aber ist viel mehr. Der eine ist temperamentvoll, der andere ruhig, der eine offen, der andere eher zurückhaltend, der eine naiv und der andere mißtrauisch. Und jeder Mensch ist seelisch und körperlich unterschiedlich belastbar.

Um diese Belastbarkeit geht es. Aber dabei spielt auch eine Rolle, wie sehr ein Mensch schon belastet wurde, wie viel er noch verträgt, wie seine Vergangenheit aussieht, wie er lebt. Fragebogen sagen letztlich nicht viel mehr aus als die Geschichte der Persönlichkeit, doch die ist wichtig.

Danach sind manisch-depressive Menschen nicht auffällig, Melancholiker dagegen überdurchschnittlich ordentlich und zuverlässig, aber auch weniger belastbar und unflexibler. Neurotisch-Depressive beschreiben sich selbst als noch weniger belastbar und flexibel, dafür aber um so ängstlicher, abhängiger von Bezugspersonen und ihren eigenen Stimmungen sehr ausgeliefert. Das heißt aber nicht mehr und nicht weniger, als daß es manche Leute einfach schwerer haben als andere, mit dem Leben zurechtzukommen.

Der Süchtige hat meist keine Einsicht in die Tatsache seiner Sucht. Freunde und Angehörige können ihm helfen, sich in ärztliche Behandlung zu begeben.

Depressionen sind keine Geisteskrankheit und keine Frage der Intelligenz. Gerade überdurchschnittlich leistungsorientierte, sensible und einfühlsame Menschen sind oft davon betroffen.

Was ist ein akuter depressiver Notfall?

Wenn jemand die Absicht hat, sich das Leben zu nehmen, spricht er in der Regel nicht davon. Die Situation ist aber sehr ernst zu nehmen. Sie zu erkennen, kann überlebenswichtig sein, doch auch Fachleuten fällt das schwer. Selbsttötungsabsichten erkennt man oft nur durch geduldige Beobachtung. Vor allem auf Fluchtreaktionen und „stumme Hilferufe" sollte man achten.

Warnzeichen für einen drohenden Selbstmord

Wie ernst es ist, können unter Umständen die Antworten auf folgende Fragen klären helfen:

◆ Hat es schon einmal einen Selbsttötungsversuch gegeben?
◆ Hat der Patient heimliche Vorbereitungen dazu getroffen, zum Beispiel Tabletten gesammelt oder sich Gift beschafft?
◆ Kann der Patient sich nur mit Mühe gegen Selbsttötungsphantasien wehren?
◆ Gibt es ähnliche Vorfälle oder Gerüchte darüber in der Familie?
◆ Sprechen Betroffene eher beiläufig, aber oft von der Sinnlosigkeit ihres Lebens?
◆ Gibt es „stumme Hilferufe", etwa Beinahe-Unfälle durch scheinbare Unachtsamkeit, extreme Gleichgültigkeit („Ist doch sowieso egal, was aus mir wird") oder plötzliche, auffällige Veränderungen in festen Gewohnheiten?

Welche Grundregeln gelten für den Umgang mit Depressiven?

Depressive Menschen brauchen jemanden, der ihnen zuhört. Sie brauchen aber auch Zeit und dürfen nicht bedrängt werden. Für jemanden, der helfen will, ist es

40

vielleicht das Wichtigste überhaupt, daß er Verständnis ohne Bedingungen zeigt.

Man kann und soll positive Anzeichen und Regungen aufgreifen und bestärken. Dazu ist aufmerksames, unaufdringliches Beobachten und Begleiten Voraussetzung.

Man kann und soll gemeinsam Ziele festlegen, die überschaubar und in kleinen Schritten erreichbar sind. Man darf Depressive nicht überfordern, aber auch nicht unterfordern. Dazu muß man gezielt Aktivitäten planen wie Einkaufen, Haushalt, Gartenarbeit, Spaziergänge; auch kleine Erfolge sind erfreulich. Sanft, aber entschieden sollte man bei Apathie auf einem Minimum an geregelter Lebensführung bestehen: Hygiene, feste Essens- und Schlafenszeiten, Kontakte mit anderen Menschen.

Das richtige Maß an Forderungen, nicht zu viel und nicht zu wenig, läßt sich in schweren Fällen nur mit Hilfe von Fachleuten finden.

Was sollte man auf keinen Fall tun?

Gut gemeint, aber oft von verheerender Wirkung sind falsche Ratschläge, Ablenkungsmanöver und Appelle. Dazu gehören:

- Oberflächlich wirkende Aufmunterungen und Versprechungen wie „Das schaffen wir schon".
- Druck ausüben („Reiß dich doch zusammen!"). Damit macht man die Verzweiflung nur noch schlimmer.
- Auf die schönen Dinge des Lebens verweisen. Wer sich nicht freuen kann, leidet dann besonders.
- Überredungsversuche („Eigentlich geht's dir doch gut"). Kranke empfinden das als schmerzhafte Verkennung ihrer Lage.
- Ablenkung („Komm, wir gehen einen trinken!"). Man riskiert dabei nur, daß auch die „letzten Sicherungen durchbrennen".
- Urlaub oder Kur vorschlagen. Fremde Umgebung und Isolation verstärken Unsicherheit und Ängste.
- Dem Kranken Wahnideen ausreden wollen, diskutieren. Das gibt nur nutzlosen Streit, schürt Mißtrauen.

Vieles, was der „gesunde Menschenverstand" nahelegt, gilt für den Umgang mit depressiven Menschen nicht. Deshalb schaden gut gemeinte Ratschläge oft mehr als sie nützen.

Was ist eine Erschöpfungsdepression?

Manche Ärzte zählen die Erschöpfungsdepression zu den endogenen Krankheitsformen, andere zu den Reaktionen auf belastende Ereignisse. Auf jeden Fall ist damit eine Störung gemeint, bei der anhaltender Streß im privaten Bereich, im Beruf oder im sozialen Umfeld schließlich die Seele krank macht.

Menschen, denen äußere Umstände jede Hoffnung auf Besserung ihrer Lage nehmen, die sie als Unglück empfinden, haben oft eine sehr entschiedene Vorstellung davon, was Glück, was Unglück und was die Ursache von all ihrem Elend ist. Sie sind ehrgeizig und gewissenhaft, aber es fehlt ihnen an der Fähigkeit, Enttäuschungen zu ertragen oder aus Niederlagen zu lernen. Entweder überfordern sie sich selbst, indem sie sich zuviel zumuten, oder sie werden zwangsweise überfordert, und dann gilt die Frage, ob sie lernen, sich dagegen zu wehren.

Wenn jemand mutlos und depressiv wird, weil ihn die Summe der Belastungen, denen er ausgesetzt ist, einfach erschöpft, gibt es meist folgende Auslöser:

Entwurzelung – etwa durch einen Umzug oder zu häufige Umzüge, Flucht und Vertreibung. In solchen Fällen gelingt die Eingliederung in die neue Umgebung nicht; Heimweh mischt sich mit hohen Anpassungsanforderungen und sinkender Fähigkeit, sie zu erfüllen.

Chronische Überlastung oder **Enttäuschung** im Berufsleben – etwa durch lange oder wiederholte Arbeitslosigkeit und fehlende Möglichkeiten, sich zu entspannen. Dazu gehören die ständige Angst vor dem sozialen Abstieg, schwerwiegende Formen von „Mobbing" (ein Betriebsklima, bei dem Einzelne gezielt terrorisiert werden), dauernde Geldsorgen oder die Doppelbelastung vieler Frauen durch Haushalt und Beruf, möglicherweise aber auch ein aufreibendes Pendlerdasein und Schichtarbeit.

Erschöpfungsdepressionen haben oft gesellschaftliche, private oder soziale Dauerkonflikte als Ursache. Man muß lernen, sich dagegen zu wehren.

Als Betroffener erlebt man eine Erschöpfungsdepression wie einen gigantischen Berg unlösbarer Probleme.

Einsamkeit – etwa durch die Trennung vom Partner, vor allem bei wiederholten Trennungen. Eine Behinderung oder auch ganz schlicht ein „Anderssein" als die anderen hat oft über Jahre hin die gleichen Folgen, wie auch ständige Konflikte und Auseinandersetzungen aus politischen oder religiösen Gründen.

Gibt es einen typischen Krankheitsverlauf?

Chronische Überforderung bewirkt zunächst, daß man überempfindlich auf die Ursache reagiert. Man schläft schlecht, hat Konzentrationsschwächen, wird nervös und mißgestimmt, müde und abgespannt.

In der nächsten Phase erzeugen diese zunächst rein seelischen Probleme körperliche Beschwerden, und in der dritten Phase folgt ein depressiver Zusammenbruch („Nervenzusammenbruch"). In dieser Zeit kann die Depression schwere Formen annehmen.

Wie gut sind die Heilungsaussichten?

Die Chance bei diesen Depressionen besteht in erster Linie darin, daß die Ursachen meistens gut bekannt sind. Da liegt dann auch der Ansatz für die begründete Hoffnung, Lösungen zu finden. Bei diesem Versuch brauchen Menschen mit Erschöpfungsdepressionen jedoch Hilfe.

Diese kann aus mitmenschlicher Wärme oder Geborgenheit in einer Gruppe bestehen. Sie kann aber auch bedeuten, daß objektive Tatsachen im Leben verändert werden müssen: Sei es, daß man eine angemessene Arbeits- und Verdienstmöglichkeit findet, sei es, daß man sich von einer belastenden Situation (Beruf) oder von problematischen Menschen (Partner) trennt. Dabei können Betroffene der fachlichen Unterstützung durch Ärzte und Beratungsstellen sicher sein, und die Aussichten auf Erfolg sind gut.

Bevor es zu einem Zusammenbuch kommt, sollte man Hilfe suchen. Es gibt immer einen Ausweg, und wenn es eine drastische Änderung der gesamten Lebenssituation ist.

Die Heilungsaussichten bei Erschöpfungsdepressionen hängen stark von rechtzeitiger und wirksamer Hilfe ab.

Wann wird fachliche Hilfe unentbehrlich?

Depressionen können eine Vielzahl von Problemen verursachen. Oft werden sie beispielsweise nicht rechtzeitig erkannt, und wenn ein Patient der Meinung ist, depressiv zu sein, ist noch lange nicht jeder Arzt der gleichen Meinung. Läßt man sich davon irre machen oder geht man zu einem zweiten Arzt? – Im Zweifel sucht man einen neuen Arzt.

Viele Patienten neigen aber auch dazu (gerade weil sie sehr pflichtbewußt und korrekt sind), ihr Leiden zu bagatellisieren und nicht ernst zu nehmen. Wie oft kommt es vor, daß jemand seinen Kummer „in sich hineinfrißt"! Man spricht nicht darüber. Dann sind Angehörige, Freunde und Kollegen aufgerufen, sanft und entschieden auf einen Arztbesuch hinzuwirken. Manche Patienten merken nicht selbst, wie schlecht es ihnen geht. Obwohl sie wie ein Schatten ihrer selbst herumlaufen, reagieren sie nicht oder mit hartnäckiger Ablehnung auf alle Versuche, sie zu einem Arztbesuch zu bewegen.

Entscheidend ist aber nicht, wer bemerkt, daß etwas passieren muß, sondern was bemerkt wird. Manchmal reicht es ja auch, selbst aktiv zu handeln, um einer deprimierenden Situation zu entgehen oder jemandem aus seinem Tief herauszuhelfen.

Wenn aber nichts zu nützen scheint, wenn der Betroffene nicht mehr fähig ist, sein Leben zu meistern, darf man auf fachliche Hilfe nicht länger verzichten.

Was besagen Selbstmordraten?

Statistiken über Selbstmorde sagen manchmal nichts und manchmal sehr viel aus. Um 500 nach Christus erklärte die katholische Kirche, daß Selbstmörder die Todsünde der Verzweiflung begangen hätten und zur ewigen Hölle verdammt seien. Das hatte ein Tabu zur Folge,

Grundsätzlich ist ärztliche Hilfe notwendig, wenn der Patient mit seinen Problemen allein nicht mehr fertig wird.

Wenn man die Lage anders einschätzt als der Arzt, sollte man sich nicht scheuen, noch an anderer Stelle Rat einzuholen.

Schuldgefühle und Vorurteile. Kirchliche Sterbedokumente sagen oft nicht die Wahrheit, weil es ums „christliche Begräbnis" geht.

Oft werden Lebensversicherungen nicht ausgezahlt, wenn der Versicherte Selbstmord begangen hat – mit der Folge, daß diese Todesursache oft verschleiert wird, um finanzielle Nachteile zu vermeiden.

Viele Menschen begegnen Depressiven mit Vorurteilen – zum Teil aus Furcht vor dem Unbekannten, das auch sie selbst treffen könnte.

Zu den bekannten Ursachen von Depressionen gehören:

◆ dauerhafte oder aktuell sehr starke seelische Belastungen wie moralische, religiöse oder weltanschauliche Konflikte,
◆ nicht oder nur mangelhaft verarbeitete seelische Verletzungen aus Kindheit und Jugend, vor allem im Zusammenhang mit wichtigen Bezugspersonen,
◆ manche Geisteskrankheiten,
◆ anhaltende und heftige Angstzustände,
◆ erbliche Veranlagung,
◆ Hormonumstellungen wie in den Wechseljahren oder bei der Einnahme bestimmter Medikamente und Drogen,
◆ Mißbrauch von Alkohol und Medikamenten,
◆ Stoffwechselstörungen des zentralen Nervensystems,
◆ Folgen eines Unfalls oder einer Operation,
◆ Verlust eines wichtigen Körperteils,
◆ schwere körperliche Funktionsstörungen wie eine Querschnittslähmung,
◆ mangelhafte Entspannungsmöglichkeiten bei starkem Streß,
◆ schwerwiegende, anhaltende Belastungen in der Familie,
◆ schwerwiegende, anhaltende Belastungen im Beruf,
◆ ständige Geldsorgen im Zusammenhang mit ausgeprägtem Pflichtgefühl,
◆ Entwurzelung und tiefe Erschöpfung.

Gegen Vorurteile helfen nur klare Tatsachen: Die körperlichen oder äußeren Einflüsse sind bei den Ursachen für Depressionen in der Mehrzahl.

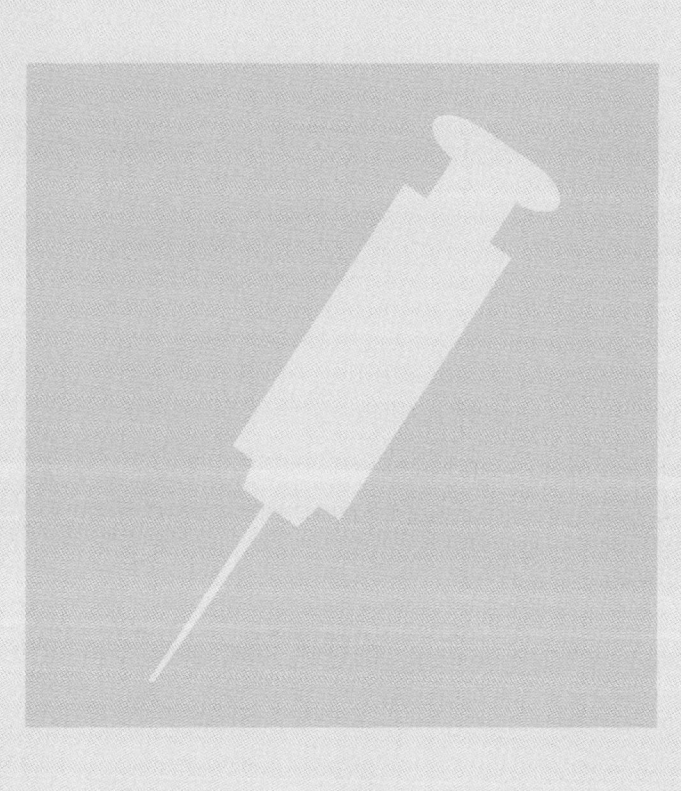

Wie wird die Krankheit behandelt?

Bei Depressionen kommt dem Gespräch zwischen Patienten und Arzt eine besondere Bedeutung zu. Gründliche Untersuchungen helfen, den Ursachen der Krankheit auf die Spur zu kommen, von denen viele körperlicher Natur sein können. Hier gehen wir auch der Frage nach, in welchem Ausmaß und welcher Form man einer Depression vorbeugen kann. Die medizinische Behandlung fußt zum großen Teil auf Medikamenten. In diesem Kapitel erfahren Sie aber auch einiges über verschiedene andere Therapieformen.

Was erwartet mich beim Gespräch mit dem Arzt?

Die wichtigste Untersuchungs- und zugleich eine Heilmethode für Depressionen ist das Gespräch mit dem Arzt. Da jeder Arzt Psychopharmaka verschreiben darf und der Hausarzt seine Patienten am besten kennt, geht man sinnvollerweise zuerst dorthin.

In vielen Fällen kann der Hausarzt auch helfen; er wird zumindest genau nach den Symptomen fragen und eine erste Einschätzung darüber vornehmen, wie schwerwiegend sie sind. Meistens weiß er Hilfe und Rat und schickt Sie, wenn es ihm nötig erscheint, zu einem Spezialisten.

Der erste Gang sollte auch bei Depressionen zum Hausarzt führen. Wenn er nicht weiterhelfen kann, kennt er den richtigen Facharzt.

Was ist das Besondere am Psychiater?

Wenn der Hausarzt mit dem Ergebnis seiner bisherigen Bemühungen nicht zufrieden ist, überweist er den Patienten an einen niedergelassenen Psychiater, Nervenarzt oder Psychotherapeuten.

Auch für die notwendigen Gesprächstherapien sind Psychiater speziell geschult worden. Vor allem zu Anfang einer Depression oder in kritischen Phasen hat kein Hausarzt die Zeit, sich mit der nötigen Gründlichkeit depressiven Patienten zu widmen.

Was tut der Arzt zuerst?

Auch der Facharzt will seinen Patienten zuerst möglichst gut kennenlernen. Er hört sich aufmerksam die Krankengeschichte an und fragt zum Beispiel nach Dingen, die am Schluß des ersten Kapitels in diesem Buch aufgelistet wurden:

- Können Sie sich noch freuen?
- Tun Sie sich schwer, Entscheidungen zu treffen?
- Welche Interessen haben Sie?
- Neigen Sie in letzter Zeit zum Grübeln?

- Haben Sie das Gefühl, Ihr Leben sei sinnlos geworden?
- Sind Sie häufig müde und ohne Schwung?
- Schlafen Sie gut oder schlecht?
- Haben Sie körperliche Beschwerden?
- Haben Sie Appetit oder nicht?
- Haben Sie ein sexuelles Problem?
- Rauchen Sie oder trinken Sie Alkohol? (und wieviel?)
- Nehmen Sie Medikamente, und wenn ja: welche?

Mit seinen Fragen will der Arzt sich einen genauen Eindruck von allem verschaffen, was dem Patienten fehlen könnte.

Wann zieht der Facharzt andere Personen hinzu?

Es hat nichts mit Mißtrauen zu tun, wenn der Facharzt den Patienten bittet, etwa den Hausarzt oder den Ehepartner oder einen guten Freund zu einem Gespräch mitzubringen. Es geht ihm darum, die persönliche Situation seines Gegenübers genau zu erkunden, die an der Entstehung der Krankheit beteiligt sein kann und die dem Patienten vielleicht noch gar nicht aufgefallen ist. Gefragt wird auch nach Krankheiten, die in der Familie schon aufgetreten sind. All das kann wichtige Auskünfte über das Ausmaß einer familiären oder beruflichen Belastung geben.

Welchen Sinn haben „ungewöhnliche" Fragen?

Manchmal werden ungewöhnliche, aber trotzdem wichtige Fragen gestellt. Damit will der Arzt die zeitliche, räumliche und allgemeine Orientierungsfähigkeit prüfen. Fragen wie
- Welches Datum ist heute?
- Wo befinden Sie sich gerade?
- Welchen Sinn hat Ihrer Ansicht nach unser Gespräch?
geben einen Eindruck von der Orientierung, ebenso wie kleine Rechenaufgaben oder die Bitte, eine Fabel zu erklären. Andere Fragen gelten Schuld- oder Minderwertigkeitsgefühlen oder Störungen der sinnlichen Wahrnehmung.

Da geistige Ausfallserscheinungen ebenfalls für eine Depression mitverantwortlich sein können, fragt der Arzt auch nach fixen Ideen oder Wahnvorstellungen.

Wie und was untersucht der Arzt?

Eine gründliche ärztliche Untersuchung beginnt mit dem Körper und erforscht dann die gesamte Persönlichkeit mit ihrer Lebensgeschichte und ihrem sozialen Umfeld. Der Arzt prüft, ob die Reflexe gesund sind, ob Puls und Blutdruck stimmen oder ob andere körperliche Hinweise auf eine Ursache für die Depression vorliegen.

Was sollen Blut- und Urinproben?

Der Arzt läßt Laborbefunde von Blut- und Urinproben anfertigen, um sicher zu sein, daß keine körperlichen Ursachen für die Depression übersehen wurden. Es gibt etliche innere Erkrankungen, die Depressionen auslösen oder verstärken, etwa ein Zuviel oder ein Zuwenig an Schilddrüsensekret im Blut wegen einer Über- oder Unterfunktion dieses Organs. Solche Ursachen müssen genau festgelegt oder ausgeschlossen werden. Dazu sollen nur die Routineuntersuchungen erwähnt werden:

- Messung der Blutsenkungsgeschwindigkeit, also der Geschwindigkeit, mit der die festen Bestandteile des Blutes in einem Reagenzglas zu Boden sinken. Das Ergebnis gibt Auskunft über Entzündungen im Körper.
- Ein Differentialblutbild informiert über die Zusammensetzung der verschiedenen Blutbestandteile.
- Leber- und Nierenwerte im Blut geben Auskunft über mögliche Funktionsstörungen im Stoffwechsel.
- Die Messung von Elektolyten bestimmt Blutsalzgehalte wie den von Kalium oder Kalzium.
- Die Blutzuckerbestimmung kann viel über Enzyme und Hormone im Stoffwechsel aussagen.
- Die Überprüfung der Schilddrüsenwerte im Blutserum dient der Kontrolle von mindestens vier stoffwechselwirksamen Hormonen, die unter anderem Einfluß darauf haben, wann wir müde werden.

Wozu dienen Fragebogen?

Fragebogen werden als sogenannte Selbstbeurteilungs-verfahren angewendet, wenn sie der Patient selbst aus-füllen muß. Es gibt auch Fragebogen, die der Arzt nach dem Gespräch ausfüllt. Wenn die Ergebnisse nicht über-einstimmen, hat der Arzt die Widersprüche zu klären.

Die Arbeit mit Fragebogen hat den Vorteil, daß man die Symptome und ihre Schwere mit denen anderer Pa-tienten sowie mit Gesunden direkt vergleichen kann. Wenn der Patient wach und sorgfältig mitarbeitet, ist eine ziemlich vollständige Erfassung aller depressiven Symptome sicher – allerdings nur in Verbindung mit dem Gespräch.

Sind psychologische Tests sinnvoll?

Um zusätzliche Informationen zu bekommen, verwen-den manche Psychiater auch manchmal psychologische Tests. Dann muß deren Ausrichtung und Zweck aber speziell geeignet sein, Diagnose und Therapie bei De-pressionen zu unterstützen. Das sind etwa Intelligenz-tests, die neben dem geistigen und praktischen Lei-stungsvermögen eines Menschen auch etwas über die Art seiner Begabungen aussagen können.

Muß ich unbedingt alles sagen?

Der Sinn medizinischer Hilfe besteht nicht darin, einen „gläsernen Menschen" zu schaffen. Aber bei Depressio-nen geht auch das Privatleben den Arzt etwas an. Un-wahrheiten führen manchmal auch geschulte Therapeu-ten in die Irre, und damit würde der Patient sich nur selbst schaden. Je besser die Gründe sind, die jemand zu haben glaubt, um nicht die ganze Wahrheit über et-was in seinem Leben zu sagen, desto sicherer berührt er da einen wunden Punkt, auf den es wahrscheinlich so-gar ganz besonders ankommt.

Wer dem Arzt etwas verschweigt, was für die Krankheit wichtig sein könnte, auch wenn er meint, das habe damit nichts zu tun, schadet sich selbst.

Besonders körperlich-seelische Leiden be-treffen den ganzen Menschen. Bleibt eine Seite unberücksich-tigt, ist der Erfolg der ganzen Behandlung fraglich.

Welche Hilfen bietet die Apparatemedizin?

Weil man bei keiner Depression von vornherein ausschließen kann, daß sie auch körperliche Ursachen hat, ist eine internistische Untersuchung unvollständig ohne den Einsatz jener medizinischen Apparate, die der Arzt für notwendig hält.

Wozu ist ein EEG gut?

Ein Elektroenzephalogramm (EEG) ist die Aufzeichnung der elektrischen Hirnströme, die bei jedem Lebensalter und auch für einige Erkrankungen des Gehirns charakteristische Formen zeigt. Ein EEG dient der Diagnose von Schlaganfällen, Epilepsien oder Gehirnblutungen, die mit einer Depression in seltenen Fällen einhergehen können. Dazu werden an 15 bis 25 Punkten auf der Kopfhaut des Patienten die schwachen elektrischen Ströme, die bei der Tätigkeit des Gehirns fließen, gemessen und in Kurven aufgezeichnet.

Warum Röntgenbilder bei Depressionen?

Röntgenaufnahmen des Brustkorbes dienen der Überprüfung des Befundes bei Atemnot und Herzklopfen. Schädelaufnahmen helfen, wenn es darum geht, Verletzungen der Knochen und des Gehirns auszuschließen.

Elektroenzephalogramm: links: Gehirnstromkurven von Gesunden rechts: Gehirnstromkurven von Kranken.

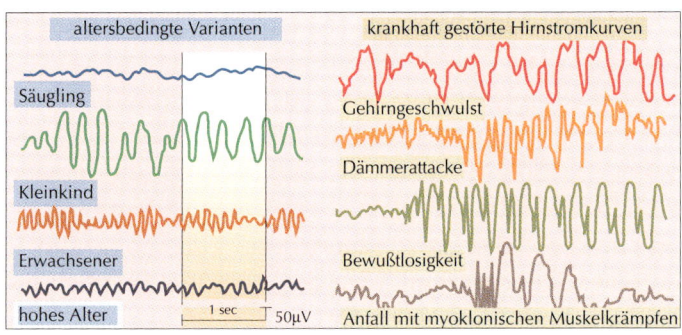

52

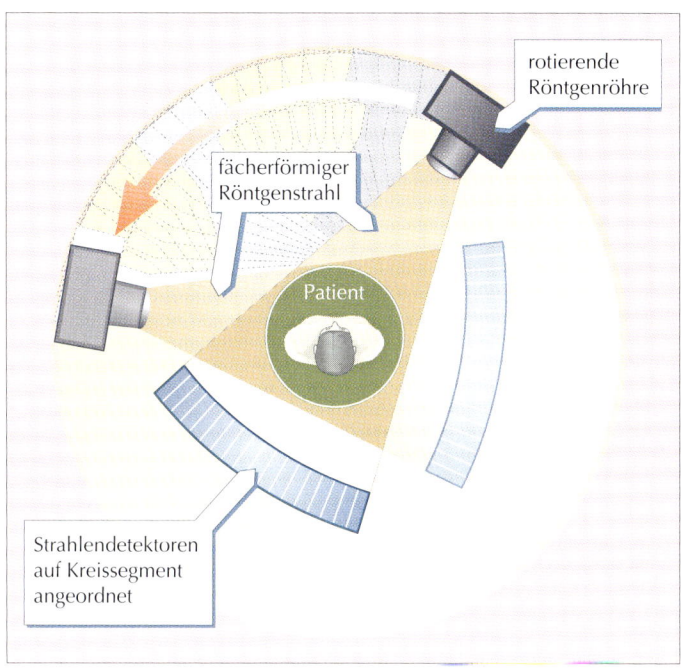

rotierende
Röntgenröhre

fächerförmiger
Röntgenstrahl

Patient

Strahlendetektoren
auf Kreissegment
angeordnet

Vereinfachte Darstellung einer Computertomographie.

Einen noch besseren Einblick in den Brustkorb oder in den Schädel gewährt die Computertomographie. Das ist ein weiterentwickeltes Röntgenverfahren, bei dem mehrere bewegliche Röntgenkameras in Verbindung mit einem leistungsfähigen Computer schichtweise den untersuchten Bereich abtasten und sehr genaue Abbildungen von allen Seiten ermöglichen.

Ähnliche Bilder ergibt eine Ultraschalluntersuchung der Blutgefäße im Kopf, die für Durchblutungsstörungen des Gehirns verantwortlich sein können – und damit Auslöser schwerer Kopfschmerzen und Depressionen.

Ultraschall funktioniert etwa so wie ein Echolot: Schallwellen jenseits der Hörbarkeit werden gebündelt und als kurze Impulse durch das Gewebe geschickt. Vor allem an Gewebs- und Organgrenzschichten werden die Schallwellen reflektiert.

Ultraschall ist nicht für alle Untersuchungen geeignet, aber ohne jede Strahlenbelastung, wie sie mit dem Röntgenverfahren verbunden bleibt.

Was versteht man unter Psychotherapie?

Als Psychotherapie bezeichtnet man eine Behandlung mit psychologischen Mitteln. Damit werden Verhaltensstörungen und Leidenszustände beeinflußt. Das Ziel der Therapie ist die Eindämmung der Symptome und manchmal auch die Änderung von Eigenschaften der Persönlichkeit. Es wird von Patient und Arzt oder Pychologen gemeinsam näher bestimmt und festgelegt, setzt daher eine gute Beziehung zwischen den beiden voraus.

Die Psychotherapie ist eine unentbehrliche Begleitmaßnahme der Behandlung mit Medikamenten oder anderen Therapieformen und wirkt erklärend, lösend und aktivierend.

Die Psychotherapie ist ein wesentlicher Teil der Behandlung von Depressionen, aber je nach Krankheitsbild werden verschiedene Formen bevorzugt. Vor allem Depressionen mit seelischen Ursachen, also die Verarbeitung von inneren Konflikten und belastenden menschlichen Beziehungen und der Umgang mit problematischen Lebensumständen bedürfen der Gesprächsform.

Ersetzt die Psychotherapie Medikamente?
Meistens wird die Psychotherapie gemeinsam mit anderen Behandlungsverfahren eingesetzt, zum Beispiel mit Medikamenten. Das eine ergänzt das andere. Psychotherapie ist auch besonders wichtig, wenn Medikamente nicht die erwünschte Wirkung erzielen oder wenn Rückfälle auftreten.

Was heißt Verhaltenstherapie?
Verhaltenstherapie nennt man eine Form der Psychotherapie, die ihre Ursprünge in verschiedenen Theorien hat. Kurz gesagt geht es hier um den gezielten Aufbau erwünschter Verhaltensweisen. Das Verfahren hat sich vor allem bei der Behandlung von Phobien, also etwa Platzangst (der Angst vor freien Plätzen), Klaustrophobie (der Angst vor geschlossenen Räumen), Höhenangst und anderen unkontrollierten Ängsten sehr gut bewährt. Weitere

Anwendungsgebiete sind unter anderem Sexualstörungen, Suchtkrankheiten, Kommunikationsstörungen und Zwangsvorstellungen.

Schritt für Schritt trainiert der Patient mit Hilfe des Therapeuten, sich seiner Angst zu stellen und mit Situationen fertigzuwerden, denen er bisher nicht gewachsen war. Dazu kann eine systematische Desensibilisierung gehören, also der Abbau einer Überempfindlichkeit durch Entspannung, Gewöhnung und Reaktionskontrolle. Aber auch Übungen zur Steigerung der Selbstsicherheit und zur Konzentration auf Lernziele sind Bestandteile der Verhaltenstherapie.

Höhenangst zum Beispiel kann bedeuten, daß ein Patient schon nicht mehr in der Lage ist, drei Treppenstufen zu seiner Haustür hochzusteigen oder gar einen Balkon zu betreten. Daraus entstehen für ihn echte Schwierigkeiten. In der Therapie lernt er dann, erst eine Stufe, dann eine weitere und schließlich die dritte wieder als „normale Höhe" zu empfinden und seine unkontrollierte Furcht davor abzubauen.

Was ist eine Soziotherapie?

Als Soziotherapie bezeichnet man alle Behandlungsformen der Psychotherapie, die dem Verhalten in der Gruppe dienen. Sie hat also einen Schwerpunkt bei der Lösung von Partnerproblemen, tiefgreifenden Störungen des Verhältnisses zwischen Kindern und Eltern oder dem beruflichen Umgang mit anderen Menschen.

Auch die Gemeindearbeit mit sozialen Problemfällen und die Erziehungsberatung von Schulen und Kirchen greifen auf diese Form der Psychotherapie zurück. Sie hat inzwischen eine Vielzahl von Behandlungsmodellen für Alkoholkranke, für gewaltbereite Jugendliche, für die Betreuung von Arbeitslosen und ihren Familien, für Vergewaltigungsopfer oder Flüchtlinge entwickelt. Vorbeugung vor Straftaten und die Begleitung von Häftlingen gehören ebenfalls in diesen Bereich.

Die Psychotherapie gilt nur dann als alleiniges Mittel, wenn Medikamente und andere Therapieformen versagen.

Bei jeder Behandlung muß der Patient mitarbeiten, um den Erfolg zu sichern. Oft ist die Aufgabe der Psychotherapie schon erfüllt, wenn sie den Patienten bewegt, dies zu tun.

Wann eignet sich eine Einzeltherapie?

In der Psychotherapie geht es in erster Linie darum, die Probleme, Konflikte, Sorgen und Nöte des Patienten persönlich zu besprechen und gemeinsam nach Lösungen zu suchen. Diese Gespräche beziehen sich zunächst meist auf die aktuellen Ereignisse oder Umstände, die als Auslöser für die Depression empfunden werden. Oft beziehen sie aber die gesamte frühere Lebensgeschichte mit ein und konzentrieren sich auf zurückliegende Ereignisse, die möglicherweise am Entstehen der Krankheit beteiligt waren. Dabei darf man aber nie die Krankheit selbst aus den Augen verlieren, denn sie hat für den Patienten einen sehr konkreten Leidensdruck und soziale Probleme zur Folge.

Eine Einzeltherapie ist vorwiegend bei rein seelischen Ursachen oder zur Bewältigung persönlicher Probleme angebracht.

Wie lange dauert eine Therapie?

Es gibt sehr verschiedene psychotherapeutische Richtungen und Schulen, und jede bietet ihre eigenen Hilfsmittel an. Daher sollten Betroffene wissen, daß damit auch unterschiedlich lange und intensive Behandlungszeiten verbunden sind. Bei den psychoanalytischen oder tiefenpsychologischen Therapien, die in Deutschland sowohl von Kliniken als auch von niedergelassenen Therapeuten angeboten werden, werden Auslöser der Krankheit bis in die Kindheit zurückverfolgt und in einem jahrelangen Prozeß langsam verarbeitet.

Was ist eine Kurzzeit-Psychotherapie?

Im Gegensatz zur oft zeitraubenden und manchmal schmerzhaften Psychoanalyse geht es oft in der Hauptsache darum, das aktuelle Problem oder die drängenden Sorgen und Nöte zu beheben. Wenn ein Schicksalsschlag eine depressive Reaktion hervorgerufen hat und sonst eigentlich nichts für die Krankheit verantwortlich ist, gibt es schnellere Hilfe.

Die Dauer der Therapie richtet sich nach ihren Ursachen und ihrem Ziel. Je komplizierter die Sache, desto mehr Zeit braucht man für eine Lösung.

Dann wird nur das aktuelle Krankheitsbild mit seinen Ursachen gründlich durchleuchtet. Es genügt dabei häufig, seine Bedeutung für die momentane Gefühlslage zu klären und für eine konkrete Situation eine konkrete Hilfe zu finden.

Rückgriffe auf Kindheit und Jugend sind hier im allgemeinen nicht nötig. Man kann „die Vergangenheit ruhen lassen", wenn sie nicht dazu beiträgt, die aktuelle Krise verständlich zu machen.

Weshalb Verhaltenstherapie?

Der depressive Mensch hat sich oft so weit wie möglich aus der menschlichen Gesellschaft zurückgezogen. Das ist eine Folge von Depression – kann aber dazu führen, daß die Depression aufrechterhalten wird, auch wenn der eigentliche Auslöser längst vergessen ist. Wichtig für depressive Menschen ist gerade aber, wozu sie von selbst nicht neigen: Aktivität, Bewegung, unter die Leute gehen, auch lachen, zwischenmenschliche Begegnung, alles, was Freude macht.

Was bringt mir eine Therapie?

Vielleicht das wichtigste Ziel für depressive Menschen ist es, Verständnis zu finden. Auch wenn sie einerseits der Hilfe bedürfen und andererseits unfähig sind, sie anzunehmen, haben sie oft das Gefühl, daß wenigstens ihr Therapeut sie versteht. Auch in der tiefsten Niedergeschlagenheit ist ein Mensch noch ansprechbar und empfindet diese Ansprache als Trost. Wenn andere, auch die nächsten Angehörigen, schon längst Probleme damit haben und die Geduld verlieren, ist der Therapeut noch in der Lage, den Kranken ohne Bedingungen so anzunehmen, wie er ist. Auch wenn das nicht gleich eine Besserung bedeutet, so kann diese Tatsache doch zumindest eine Verschlimmerung verhindern.

Bei Depressionen gibt es keine Garantie für schnelle Hilfe. Es wäre völlig falsch, aus Angst oder Mißtrauen „erst mal" auf einer Kurzzeit-Therapie zu bestehen.

Die Psychotherapie bringt dem Patienten auf jeden Fall etwas ein: Sie durchdringt die Mauer des Schweigens, die er um sich errichtet hat, mit Verständnis.

Wann ist eine Gruppentherapie sinnvoll?

In der Gruppenthera-pie lernen Patienten, wie sie auf andere Patienten wirken und warum das so ist.

Wenn mehrere Patienten mit einem Therapeuten gemeinsam arbeiten, nennt man dies eine Gruppentherapie. Es gibt Depressionen, bei denen die Ursachen überwiegend so geartet sind, daß sie sich bessern lassen, wenn man soziale Kontakte dazu herstellt. Manchmal hilft es, von einem Leidensgenossen zu hören, wie er seine Lage empfindet und darüber spricht.

Wie reagieren andere auf mich?

Manche Patienten haben wichtige Aha-Erlebnisse in der Gruppe; sie erfahren, wie sie selbst auf andere Menschen wirken und wie andere auf die eigene Persönlichkeit und Krankheit reagieren. So kann man erkennen, daß man durch ein bestimmtes Verhalten oder Handeln, das einem vielleicht gar nicht bewußt war, bei anderen unerwünschte Reaktionen, Ablehnung und Feindseligkeit geradezu herausfordert.

Da Menschen, die unter Depressionen leiden, nicht aggressiv sind und niemanden verletzen möchten, ist mit solchen Erfahrungen häufig ein entscheidender Lernprozeß verbunden. Der Therapeut kann tausendmal das gleiche gesagt haben, aber er hat es wahrscheinlich nüchtern und sachlich gesagt, und der Mitpatient hat vielleicht sehr gefühlsbetont gesprochen. Wer empfindlich auf Gefühle anspricht wie ein Mensch mit Depressionen, lernt vielleicht am besten durch Streit und Versöhnung unter Aufsicht und mit anschließender Bewertung eines neutralen Dritten.

Wie reagiere ich auf andere?

Die Erfahrung, daß es anderen ganz ähnlich geht wie mir, daß ich nicht allein mit meinem Elend bin, ist etwas anderes als ein Vortrag darüber oder auch oft wiederholte Beteuerungen des Therapeuten. Gruppentherapien haben oft durchschlagende Erfolge, wenn sie gefühlsmäßig vermitteln, daß keiner der beteiligten Patienten isoliert ist. Unter Umständen (das hängt von der Zusammensetzung der Gruppe ab) werden sogar gemeinsame Lösungsmöglichkeiten für die gemeinsamen Probleme gefunden und erprobt.

Das läuft nicht immer reibungslos, aber von ständiger Harmonie zu träumen, wenn lauter innerlich tief verletzte und niedergedrückte Menschen beisammen sind, wäre auch nicht realistisch. Es geht vielmehr um die Wirkung, die eine Therapie auf Dauer unter dem Strich hat.

Was geschieht bei einer Paar- oder Familientherapie?

Manche Depressionen lassen sich nur behandeln, wenn der Lebenspartner mitwirkt. Wie in der Eheberatung geht es dabei um tiefsitzende Spannungen und Streitigkeiten unter Menschen.

Eine Gruppentherapie im kleinen, bei der die Konfliktparteien ihre Sicht der Dinge schildern, kann vieles offenbaren, das den Beteiligten vorher nicht klar war, kann Mißverständnisse ausräumen oder helfen, eine einseitige Sicht der Dinge zu korrigieren.

Viele Paare haben sich im Laufe einer langjährigen Beziehung einander entfremdet. Vielleicht haben sie sich verletzt und gekränkt, ohne es wirklich zu wollen. Es geht daher auch nie darum, einen Schuldigen zu finden und ihm die eigene Depression in die Schuhe zu schieben. Der Therapeut versucht statt dessen, das Verhalten beider zu verstehen und die Folgen daraus zu untersuchen.

Bei einer Familientherapie geht es darum, ein Familienmitglied, das an Depressionen leidet, zu stützen und zu unterstützen.

In der Paar- und Familientherapie geht es nicht um Schuldzuweisungen, sondern um die Lösung zwischenmenschlicher Probleme.

Die Familie kann eine Belastung und als ganze therapiebedürftig sein; es gibt aber auch Fälle, wo sie zur Unterstützung gebraucht wird, etwa bei Kindern.

Wie hilft autogenes Training?

Autogenes Training nennt man eine bewährte Methode zur Entspannung, die sich als begleitende Maßnahme bei Depressionen bewährt hat. Allerdings muß man diese Technik bei Fachleuten erlernen, und darum sei an dieser Stelle nur darauf hingewiesen, was das Wesentliche daran ist: Autogenes Training ist eine Art von Selbsthypnose. Durch konzentriertes Wiederholen bestimmter Schlüsselsätze lernt man dabei, seine Empfindungen und Gefühle zu kontrollieren, besser zu schlafen und Streß abzubauen.

Streß, soviel sollte nach der bisherigen Lektüre dieses Buches klar sein, ist nicht nur ein Schlagwort und eine der großen Geißeln unserer Zeit, sondern auch eine mögliche Ursache für Depressionen.

Was ist überhaupt Streß?

Streß bedeutet zunächst einmal Belastung, und daran ist noch nichts Ungewöhnliches. Der eine leidet unter Termindruck, der andere blüht darunter auf und ist am Abend völlig entspannt.

Streß macht krank, wenn er gewisse Grenzen überschreitet. Die Folge ist eine gestörte Wechselwirkung von Leib und Seele. Dieses Krankheitsbild trifft inzwischen breite Schichten der Gesellschaft – Schulstreß, Prüfungsstreß, die Doppelbelastung von Haushalt und Beruf, Verkehr, Lärm, Hektik, Überstunden, nervende Politiker, Familienkrach, Ärger mit den Nachbarn, Behörden, den Kollegen, der Versicherung, Schulden, Tod oder Trennung sind allgegenwärtig.

Was geschieht bei Streß im Körper?

Streß und Depressionen haben überraschend übereinstimmende Kennzeichen. Wie weit sie miteinander zu tun haben, können folgende Fragen zu klären helfen:

Streß ist nicht etwas, das von außen auf uns einstürmt, sondern Streß entsteht im Kopf. Wichtig sind weniger äußere Belastungen, als der indirekte Eindruck, den Belastungen nicht oder nur mit Mühe gewachsen zu sein.

Körperlich betrachtet wird bei Streß durch Nerventätigkeit des Gehirns die Nebenniere stimuliert. Dort wird Adrenalin hergestellt. Adrenalin aber ist das wichtigste Streßhormon. Es gelangt durch die Blutbahn überall hin in den Körper und stellt die Funktionen auf erhöhte Spannung und Leistungsfähigkeit um. Wenn dies zu lange andauert, kann das bis zum körperlichen und psychischen Zusammenbruch führen.

Autogenes Training setzt sich aus Übungen zusammen, die auf bestimmte Körperteile oder Organsysteme Einfluß nehmen. Man kann sie in 8 bis 12 Wochen bei Fachleuten lernen.

---

1. Streß in Körperempfindungen:
◆ Verkrampfungen (Beine, Arme, Schultern, Kopf)
◆ Schwitzen
◆ Herzklopfen
◆ Hitzegefühl
◆ Harndrang
◆ Zittern (Hände, Knie)
◆ Magenschmerzen (Druck, Ziehen, Übelkeit)
◆ Kloß im Hals
◆ Trockener Mund

2. Streß in den Gefühlen:
◆ Ärger
◆ Trauer
◆ Hoffnungslosigkeit
◆ Hilflosigkeit, Ohnmacht
◆ Angst
◆ Innere Leere
◆ Unsicherheit

3. Streß in Gedanken, Träumen und Bildern:
◆ Szenen der Demütigung
◆ Szenen der Niederlage
◆ Szenen der Panik
◆ Symbolische Rätsel und Beunruhigungen

Was bedeuten Lichttherapie und Wachtherapie?

Bei einer Depression treten oft schwere Schlafstörungen auf. Der Patient sehnt sich nach Ruhe, kann sie aber nicht finden. Ärzte konnten beobachten, daß sich seltsamerweise gerade der Zustand solcher Menschen nach einer durchwachten Nacht erheblich besserte. Auch kennt man die sogenannte Winterdepression, vor allem in nördlichen Ländern. Die Betroffenen wollen dabei ständig nur schlafen, sind niedergeschlagen, können sich zu nichts aufraffen.

Wie kann Schlafentzug therapeutisch wirken?

Der Einsatz von Schlafentzug als Behandlung gegen Depressionen gründet auf der Annahme, daß zumindest ein Teil der Erkrankungen auf eine Störung der „inneren Uhr" zurückgeht. Der 24-Stunden-Tag mit Zeiten von Hell und Dunkel, Aktivität und Schlaf steuert eine Reihe körperlicher Abläufe, Hormone, die Körpertemperatur und anderes mehr.

Bei Depressiven kann das alles gestört sein. Die Behandlung hat also das Ziel, den ungestörten Rhythmus von Tag und Nacht wieder herzustellen. Und in der Tat gilt als wissenschaftlich erwiesen, daß Schlafentzug bei einem Teil der Kranken Stimmung und Antriebskraft deutlich verbessert.

Wie bleibt man richtig wach?

Man unterscheidet grundsätzlich zwischen einem teilweisen und einem völligen Schlafentzug – natürlich auch nur für eine gewisse Zeit. Zum teilweisen Schlafentzug weckt man den Patienten um 1.30 Uhr nachts. Er soll dann den Rest der Nacht und den ganzen folgenden Tag wach bleiben und sich auch nicht hinlegen, wenn er müde ist. Beim totalen Schlafentzug geht man gar nicht

Auf Schlafentzug bis zur nächsten normalen Schlafenszeit schwören auch Vielflieger, um die Folgen der Zeitverschiebung durch den „Jet-lag" in den Griff zu bekommen.

erst ins Bett, sondern wacht durch. Am Abend des folgenden Tages legt man sich zur gewohnten Zeit – aber nicht früher – schlafen.

Was tun bei saisonbedingten Depressionen?

Bei Melancholie, die nur im Herbst oder Winter auftritt und die mit großem Lichthunger und seltsamerweise auch mit einem Heißhunger auf Süßigkeiten verbunden ist, spricht man von Winterdepression oder „saisonaler affektiver Erkrankung". Es ist überhaupt nichts Versponnenes an der Beobachtung, daß solche Menschen sich während eines Urlaubs im sonnigen Süden gleich besser fühlen.

Doch künstliches Licht hilft auch, wenn man in den Monaten voller Nebel, kurzer Tage, langer Dunkelheit und hochgeschlossener Kleidung antriebsschwach, müde und reizbar wird oder unter Vitamin-E-Mangel leidet. Vitamin E braucht die Haut und braucht der Stoffwechsel; wir nehmen es mit Fisch zu uns, aber nur Sonnenlicht, das auf die Haut einwirkt, setzt es frei. Daher muß das Kunstlicht für therapeutische Zwecke auch mindestens eine Stärke von 2500 Lux haben, weit mehr, als normale Lampen besitzen.

Wie sieht eine Lichttherapie aus?

Entweder man geht regelmäßig auf die Sonnenbank oder man setzt sich täglich morgens und abends nach ärztlicher Beratung zwei bis vier Stunden vor ein Gerät, dessen Leuchtröhren die notwendige Lichtzusammensetzung in der richtigen Stärke haben. Solange man sich keinen „Sonnenbrand" zuzieht, kann diese Behandlung beliebig oft wiederholt werden, wenn sie nur hilft. Tritt aber nicht innerhalb einer Woche die erwünschte Besserung ein, wird der Arzt noch zusätzlich Medikamente verordnen.

Bei ernsthaften depressiven Erkrankungen ist die Wirkung der Lichttherapie fraglich. Sie hilft aber oft gegen die verbreiteten „Winterdepressionen".

Was bedeutet Beschäftigungstherapie?

Körperliche Aktivität wie Arbeit oder Sport ist eine wirksame Unterstützung im Kampf gegen Depressionen. Regelmäßige körperliche Tätigkeit hat eine gewisse antidepressive, entspannende und angstlösende Wirkung, besonders auf Menschen ab 40 Jahren und vor allem auf Frauen.

Diese angenehme Wirkung hält zwei bis drei Stunden an und geht dann langsam zurück. Wie körperliche Tätigkeit sich langfristig auf Depressionen auswirkt, ist weniger klar, aber zumindest bei leichten und mittleren Depressionen berichten die Mediziner nur Gutes darüber. Es spiel keine Rolle, ob Patienten früh oder spät damit anfangen. Hören sie aber auf, verschlechtert sich ihr Befinden. Vielleicht ist der wichtigste Nutzen die Erhaltung der Selbstkontrolle zumindest im körperlichen Bereich.

Gesunde Menschen fühlen sich noch mehrere Stunden nach Ausübung ihres Sports ausgeglichen, auf dynamische Weise angenehm müde, befriedigt, guter Stimmung. Frustration und Ärger sind verdrängt oder abgebaut, Kummer vergessen. Bei Kranken mag das nicht so allgemein gelten. Doch ein täglicher strammer Spaziergang, Gymnastik, Schwimmen, Gartenarbeit und Fahrradfahren regen maßvoll an und arbeiten der Kraft- und Willenlosigkeit des Depressiven entgegen.

Wer seinen Körper bei Arbeit, Sport oder Tanz in Bewegung hält, wird aktiv und baut Spannungen ab.

Haben Kunst und Kultur Heilkräfte?

Die schöpferischen Kräfte des Menschen zu wecken, bedeutet auch, sich selbst auf neue Weise zu begegnen, den Sinn des Lebens nicht mehr so wie bisher zu begreifen und vielleicht auch ganz neu zu entdecken. Neue Quellen für Selbstwertgefühl und die Beziehung zu anderen Menschen öffnen sich durch Musik und Tanz, freies Spiel und künstlerisches Gestalten. Kunst hat etwas Beruhigendes und Befreiendes.

64

Was versteht man unter der Schreibtherapie?

Die Schreibtherapie hat sich aus der Lehre entwickelt, daß das Lesen von Büchern verdrängte Gefühle und verschüttete Phantasien freilegen kann.

Ganz abgesehen davon, daß oft schon Informationen helfen, sich selbst besser zu verstehen und dadurch auch anzunehmen, wird dieser Prozeß der Selbsterkenntnis beim Schreiben noch sehr viel intensiver. Man kann Fehler korrigieren, Leiden ausdrücken, „sich von der Seele schreiben" – im Tagebuch zum Beispiel, das ein stets geduldiger Zuhörer ist.

Auch lernt sich mitzuteilen und seine Seele zu erleichtern, wer Gedichte, Briefe und kleine Geschichten schreibt. Was man (noch) nicht direkt anzusprechen wagt, kann man in Bilder oder Vergleiche fassen. Bedrückende Erlebnisse werden beim Schreiben erneut gegenwärtig und können verarbeitet werden.

Schreiben kann Ängste ausdrücken, befreiend wirken und belastende Erfahrungen verarbeiten helfen.

Welche Möglichkeiten bieten Musik und Tanz?

Was sich nicht mehr in Sprache fassen läßt, kann man immer noch beim Musizieren oder Singen ausdrücken. Wer einmal eine amerikanische Gospelgruppe singen gehört hat, weiß um die Bandbreite und Tiefe von Gefühlen, die da mitteilbar sind. Therapeuten setzen dieses Wissen ein, um Klänge, die den Patienten anrühren und von ihm bevorzugt werden, als Mittel zur zwischenmenschlichen Verständigung zu verwenden.

Im Tanz werden die Ausdruckskraft der Bewegung, Gestik und Mimik ausgetauscht; man spricht ohne Worte miteinander, wenn Worte vielleicht schwer fallen. Vor allem bei Verarbeitung eines Todesfalls und als Nachbehandlung zu überstandenen schweren Krisen ist so eine Therapie oft sehr wertvoll.

Musiktherapie und Gesang sind vielleicht die verbreitetsten und befreiendsten Kunsttherapien, weil sie Gefühle besonders tief ausdrücken und ansprechen können.

Gibt es nützliche Hausmittel gegen Depressionen?

Grundsätzlich gehört ein Mensch mit Depressionen in die Behandlung eines Facharztes oder Psychotherapeuten. „Hausmittel" im eigentlichen Sinn des Wortes kann es daher nicht geben. Nur in leichten Fällen, die von der Medizin meistens noch nicht als richtige Depressionen, sondern nur als gefühlsmäßige Verstimmungen eingestuft werden, kann man sich ohne ernsthafte Risiken wirklich selbst helfen.

Zu solchen Hilfen gehört an erster Stelle das Festhalten an einem geregelten Tagesablauf, einer haltgebenden Lebensroutine mit festen Zeiten für Aufstehen und Schlafengehen, Essen und Arbeit, Entspannung, Sport und Geselligkeit. Wirklich Depressive haben damit aber schon ernste Schwierigkeiten. Auch Ablenkungen von der Niedergeschlagenheit durch Pflichten und Zerstreuungen funktionieren im Ernstfall nicht mehr, ja schaden sogar. Drei häufige und schwerwiegende Fehler sollen hier eigens angesprochen werden.

Kann man Depressionen mit Alkohol „wegspülen"?

Die Rolle des Alkohols als Sorgenbrecher und Fröhlichmacher wird schon in der Bibel erwähnt. Doch Vorsicht: Das gilt nur für gesunde Menschen! Wer schon tagsüber Alkohol „braucht" oder abends ohne mehrere Flaschen Bier, einige Schnäpse oder eine Flasche Wein nicht zur Ruhe kommt, hat ein Alkoholproblem – und das macht alles noch schlimmer. Auch bei sogenannten Quartalstrinkern, die relativ lange ohne Alkohol auskommen, aber dann immer wieder einmal kräftig über die Stränge schlagen, ist das der Fall. Man beachte, daß nicht zufällig auch viele Depressionen nur von Zeit zu Zeit auftreten. Oft trifft eine depressive Phase mit erhöhtem Alko-

Alkohol ist kein Hausmittel gegen Depressionen. Bei Mißbrauch kann er sogar Depressionen verursachen, und bei Kranken verstärkt er meistens die Symptome.

holkonsum zusammen. Alkohol betäubt aber nur und ändert nichts an den Ursachen der Traurigkeit.

Kann Alkohol depressiv machen?

Jeder Rausch verursacht einen „Kater", unter dessen Einfluß der Betroffene sein Leben um so schwärzer sieht. Dann findet man nicht aus dem Bett, hat Schwierigkeiten mit der Arbeit, wird reizbar und wehleidig. Alkoholismus ist selbst als Ursache von Depressionen bekannt. Depressive, die Alkohol als Hausmittel einzusetzen versuchen, riskieren eine Verstärkung ihrer bisherigen Depression.

Ist Kaffee als Muntermacher harmlos?

Gegen einen maßvollen Genuß von Kaffee ist meistens auch bei Depressionen nichts einzuwenden. Manisch-Depressive dürfen aber während der manischen Phase keinen Kaffee trinken, weil Koffein anregend wirkt – in ihrem Fall sogar regelrecht aufputschend. In depressiven Phasen hilft die anregende Wirkung von Kaffee am Morgen, um wachzuwerden und die Müdigkeit abzuschütteln. Er kann aber unterschwellige Ängste offen zum Ausbruch kommen lassen, Panikattacken verstärken und nervöse Verspannungen oder Schlafstörungen steigern. Anzeichen dafür sind zum Beispiel verschwitzte Hände, gesteigerte Unruhe und Überempfindlichkeit, manchmal auch überhöhte Reizbarkeit und Ohrensausen.

Wenn Kaffee eine vorhandene Unruhe oder Nervosität steigert, sollte man unbedingt darauf verzichten.

Wie steht es mit Medikamenten?

Sogenannte Muntermacher, aber auch Beruhigungsmittel und Schlafmittel gehören eigentlich nicht in die Hausapotheke. Sie sind jedoch verhältnismäßig leicht zu bekommen und entsprechend verbreitet. „Wachmacher" gibt es sogar als frei verkäufliche Getränke unter den Markennamen „Red Bull" oder „White Horse".

Viele Menschen kommen leicht an Medikamente heran, die auf den ersten Blick die Symptome von Depressionen bekämpfen.

Kann der Umgang mit Tieren helfen?

Die meisten Menschen haben eine natürliche gefühlsmäßige Beziehung zu Tieren, manchmal auch nur unterschwellig. Wenn es sich dabei nicht um Angst handelt, sondern um „gute Gefühle", kann die Anwesenheit eines Tieres einen heilsamen, beruhigenden und stabilisierenden Einfluß auf das Gemüt ausüben.

Warum können Tiere zu „Botschaftern" für Menschen werden?

Es gibt natürlich auch verhaltensgestörte Tiere, mit denen Depressive nichts zu tun haben sollten. Aber wenn es sich um gesunde Tiere handelt, vor allem Haustiere, die an Menschen gewöhnt sind, sind bei ihnen einige Verhaltensweisen zu beobachten, mit denen sie Menschen besonders für sich einnehmen und regelrecht aus der Reserve locken können.

So ist es zum Beispiel schon vorgekommen, daß Kinder, die nach einem schweren seelischen Schock sich völlig in sich selbst zurückgezogen hatten, nicht mehr sprachen und nichts taten, auf nichts reagierten, die Nahrungsaufnahme verweigerten, von einem Hund oder einer Katze buchstäblich gerettet wurden. Ungefragt und ohne Hemmungen suchte das Tier die Nähe des Kranken und gab ihm damit selbst Nähe. Es brachte ihn dazu, aktiv zu werden, also das Tier zu füttern oder mit ihm zu spielen. Damit war der Bann gebrochen. Nach der Wiederaufnahme des Kontaktes durch ein Tier fanden auch Menschen wieder einen Zugang zu den Patienten.

Wie können Tiere zur Freude „erziehen"?

Der treuherzige Blick eines Hundes kann traurige Menschen rühren, putziges, manchmal menschenähnliches Verhalten kann ihn aufheitern. Er bringt vielleicht einen

Tiere können durch ihr Verhalten sehr positiv auf depressive Menschen wirken.

Ball oder einen Stock und tut ganz unbefangen kund, daß man mit ihm spielen soll. Er läßt dabei aus gesundem egoistischen Spieltrieb nicht nach und versucht es immer wieder, bis der Patient sich schließlich aufrafft und manchmal selbst Freude an diesem Spiel empfindet.

Tiere zeigen Zuneigung ganz offen und ehrlich. Sie sind zärtlich und wollen gestreichelt werden. Das erinnert den kranken Menschen an sein eigenes Bedürfnis nach Streicheleinheiten. Wenn der Mensch die Zärtlichkeit einer Katze erwidert, entsteht oft erstmals wieder die Fähigkeit, einem anderen Menschen etwas zu geben, was er braucht.

Tiere bringen Depressive dazu, Streicheleinheiten zu geben.

Wie können Tiere einem Menschen Halt geben?

Tiere können Menschen niemals enttäuschen, weil sie unfähig dazu sind. So unbefangen sie auf uns zugehen, so deutlich und direkt gehen sie auf Abstand, entziehen sich oder wehren sich, wenn man sie schlecht behandelt. Daraus kann ein gefühlskranker Mensch wieder lernen, Rücksicht zu nehmen, auf andere Wesen einzugehen und sich zu beherrschen.

Tiere haben sehr wohl Gefühle, auch wenn sie unkompliziert und einfach sind. Gerade diese Einfachheit hat aber für viele Menschen etwas Bestechendes: Sie empfinden ein Tier oft als „ehrlicher" als jeden Menschen in seiner Vielschichtigkeit. Wenn also ein Tier Gefühle zeigt, fällt es besonders schwer, sie zurückzuweisen. Darin liegt manchmal eine therapeutische Chance.

Tiere sind aber auch sehr direkt in praktischen Dingen. Hund und Katze verhalten sich ausgesprochen intelligent, wenn sie Menschen darauf aufmerksam machen, daß sie etwas wollen. Sie kratzen an der Tür oder stubsen „ihren" Menschen an, wenn sie Hunger und Durst haben, sie mauzen oder bellen unnachgiebig, wenn sie Ausgang brauchen.

Wann ist eine stationäre Behandlung erforderlich?

„Muß ich ins Krankenhaus?" Diese Frage beunruhigt viele Menschen, nicht nur bei Depressionen, weil sie sich davor fürchten, ihre gewohnte Umgebung verlassen zu müssen. Doch manchmal kommen der Psychiater oder Therapeut zu der Auffassung, daß ein Klinikaufenthalt sein muß. Das ist der Fall,

- wenn ein Patient selbstmordgefährdet ist,
- wenn sich die Krankheit nach mehreren Monaten der Behandlung nicht bessert,
- wenn die Familie mit den Belastungen durch die Krankheit nicht länger fertig wird.

Oft sind die äußeren Umstände schuld daran, daß eine ambulante Behandlung erfolglos bleibt. Für eine Hausfrau und Mutter mit kleinen Kindern zum Beispiel kann es unmöglich sein, in schweren depressiven Zuständen ohne Hilfe auszukommen. Jemand muß sich zumindest zeitweilig um die Kinder kümmern. Aber auch dann ist sie tagsüber allein im Haus, sieht ständig die Hausarbeit vor sich, kann sich jedoch zu nichts aufraffen, ist überfordert und macht sich natürlich Vorwürfe.

Wenn ein Patient ins Krankenhaus muß, überwiegen die Vorteile der dortigen Behandlungsmöglichkeiten deutlich das Risiko einiger Anpassungsschwierigkeiten.

Weshalb entlastet das Krankenhaus?

Im Krankenhaus muß sich der Patient nicht um den äußeren Tagesablauf kümmern. Er bekommt seine regelmäßigen Mahlzeiten, Schwestern achten auf Hygiene und Sauberkeit, ein fester Tagesplan sieht Arztbesuche, Gespräche und verschiedene Behandlungen vor. Kliniken sind zudem mit vielen Untersuchungs- und Behandlungsmöglichkeiten ausgestattet, die dem niedergelassenen Arzt nicht zur Verfügung stehen.

Bei Selbstmordgefahr bleibt nur die zeitweilige Behandlung in einer geschlossenen Abteilung. Sie schützt die Patienten vor sich selbst.

Außerdem muß niemand im Krankenhaus eine Maske tragen und seine Depression verbergen. Jeder Patient wird angenommen und ernst genommen.

Vielleicht war die Behandlung zuvor erfolglos, weil der Arzt nicht mehr weiterwußte. Dann besteht neue Hoffnung durch neue Ärzte und erweiterte Therapiemöglichkeiten in der Klinik. Man sollte aber auf jeden Fall immer wissen, welcher Arzt für einen zuständig ist. Und auch wenn in manchen Kliniken die Gruppentherapie im Vordergrund steht, kann man immer darauf bestehen, mit seinem Arzt oder der Schwester allein zu sprechen.

Was ist eine teilstationäre Behandlung?

Es gibt sogenannte Tageskliniken, wo die Patienten tagsüber behandelt werden und abends nach Hause gehen, um in ihrer gewohnten Umgebung zu schlafen. Dabei sehen sie ihre Angehörigen, verlieren den Kontakt nicht und erhalten die Unterstützung der Familie. Oft werden Tageskliniken auch zur Nachbehandlung nach einem längeren Aufenthalt im Krankenhaus in Anspruch genommen.

Immer mehr psychiatrische Einrichtungen werden als Tagesklinik geführt, wo die Patienten abends nach der Behandlung nach Hause gehen.

Was soll eine „geschlossene Abteilung"?

Wenn die Gefahr besteht, daß sich ein Patient das Leben nimmt, muß die Behandlung meistens in einer geschlossenen Station fortgesetzt werden. Doch verschlossene Türen in der Psychiatrie haben einen schlechten Ruf; sie erinnern an Gefängnisse, obwohl sie hauptsächlich dem Schutz der Patienten dienen. Bei Depressionen haben sie allein den einen Zweck: Sie sollen verhindern, daß ein Selbstmord geschieht.

Ein verbreitetes Vorurteil meint, wer einmal in der geschlossenen Abteilung ist, kommt nicht so leicht wieder heraus. Dabei ist das Gegenteil der Fall. Es gibt so wenige Betten auf geschlossenen psychiatrischen Abteilungen, daß jede Klinik froh ist, wenn die Patienten so schnell wie möglich in eine offene Abteilung, in eine Tagesklinik oder nach Hause entlassen werden können.

Was tun, wenn die Einsicht fehlt?

Bei Gefahr für Leib und Leben des Patienten oder anderer Menschen kann jeder Arzt die Zwangseinweisung des Patienten anordnen.

Wenn der Patient keine Hilfe annehmen will, wird es allerdings schwierig. Kein Angehöriger und kein Arzt mit Verantwortungsgefühl kann aber tatenlos zusehen, wenn jemand droht, sich das Leben zu nehmen, oder wenn er der Einweisung in ein Krankenhaus seine Zustimmung verweigert.

Arzt und Familie müssen sich an das Gesundheitsamt und bei unmittelbar drohender Gefahr auch direkt an die Polizei wenden, um die Bürgerrechte des Kranken zeitweilig einschränken zu lassen.

Was sagen die Gesetze über eine Zwangseinweisung?

Jedes Bundesland hat ein Gesetz über die Unterbringung von Amts wegen oder die öffentlich-rechtliche Unterbringung von Kranken. Sie unterscheiden sich in einzelnen Formulierungen und Durchführungsbestimmungen, regeln aber im Prinzip das Gleiche: Man kann einen Patienten nur dann gegen seinen Willen oder in bewußtlosem Zustand in eine geschlossene Anstalt bringen,

- wenn er sich selbst in Lebensgefahr bringt,
- wenn er Leben oder Gesundheit anderer gefährdet,
- wenn er eine erhebliche Gefahr für die öffentliche Sicherheit und Ordnung darstellt, und
- wenn diese Gefahren nicht anders abgewendet werden können.

Eine „normale" Zwangseinweisung ist von der Zustimmung des Amtsarztes und des Amtsrichters sowie der Bestätigung durch die Klinik abhängig.

Treffen eine oder mehrere dieser Voraussetzungen zu, muß alles schnell gehen. Die Juristen sagen: Es ist Gefahr im Verzug. Ein Arzt muß die Notwendigkeit der Einweisung bestätigen. Die Polizei muß den Patienten auf seinem Transport begleiten und einen Bericht für das Amtsgericht machen. Ein Amtsrichter muß die Zwangseinweisung spätestens am Tag danach bestätigen beziehungsweise offiziell anordnen.

Kann man nicht einfach einen Krankenwagen rufen?

Rettungssanitäter dürfen keine körperliche Gewalt anwenden, um jemanden in eine Klinik zu bringen. Wenn die Polizei nicht an Ort und Stelle ist und kein ärztliches Attest vorliegt, werden sie sich auch bei Gefahr im Verzug weigern, tätig zu werden.

Im „Normalfall" (wenn keine akute Bedrohung des Patienten oder anderer Leute besteht) bedarf es für eine Zwangseinweisung eines amtsärztlichen Zeugnisses und der Durchführung durch die Ordnungsbehörde (Polizei). In der Praxis sieht das so aus, daß das Amtsgericht, das Gesundheitsamt, ein weiterer Arzt und die Polizei beteiligt sind.

Wird im Krankenhaus festgestellt, daß die Ärzte die Entlassung des Patienten nicht verantworten können, muß er dort festgehalten werden. Das ist ein schwerwiegender Konflikt.

Wie läuft eine Zwangseinweisung im Regelfall ab?

Das Gericht ist verpflichtet, sich einen persönlichen Eindruck von dem Patienten zu verschaffen. Der Kranke wird vorgeladen und darüber informiert, daß es nicht um eine Schuld- oder Strafsache geht, sondern einzig die Rechtmäßigkeit seiner Unterbringung in einer Klinik zu prüfen ist. Beschließt der Richter die Zwangsunterbringung für eine bestimmte Zeit, kann der Kranke oder ein Anwalt dagegen Beschwerde einlegen. Geschieht dies nicht oder wird die Beschwerde abgewiesen, findet die Einweisung statt.

Gleich nach der Ankunft im Krankenhaus wird der Patient von einem Arzt erneut untersucht. Stellt dieser fest, daß die rechlichen und medizinischen Voraussetzungen nicht oder nicht mehr bestehen, muß der Patient auf sein Verlangen hin sofort entlassen werden.

Einer Zwangseinweisung stehen also derart viele Hindernisse entgegen, daß Ärzte und Amtsrichter damit sehr zurückhaltend sind.

Meistens kommen die Patienten selbst zu der Einsicht, daß ihre Zwangseinweisung richtig war, sobald es ihnen wieder besser geht und sie erkennen, in welcher Lage sie waren.

Was bedeutet eine Zwangsbehandlung?

Die Zwangsbehandlung bedeutet immer einen schweren Konflikt zwischen Arzt und Patient, ist aber gottlob sehr selten nötig, vor allem bei manisch-depressiven oder melancholischen Patienten. Nur wenn sich nach der Zwangseinweisung die bedrohliche Situation nicht ändert und der Patient sich auch weiterhin gegen die notwendige Behandlung wehrt, muß beim Amtsgericht beantragt werden, einen Betreuer oder Pfleger für den Patienten zu bestellen. Das ist keine Entmündigung, sondern eine zeitweilige Lösung: Ein Pfleger vertritt vorübergehend die Interessen des Kranken.

Wenn das Gericht einen Pfleger oder Betreuer bestellt, ist das keine Entmündigung, sondern nur eine zeitweilige Interessenvertretung für den Patienten.

Was tut ein Pfleger oder Betreuer?

Eine solche Pflegschaft wird auf ärztliches Attest vom Amtsgericht eingerichtet und auf Verlangen des Betroffenen immer wieder überprüft. Sie soll nur Aufgaben erfüllen, die der Patient nicht selbst wahrnehmen kann. Sie soll immer mit dem Einverständnis des Patienten eingerichtet werden, und der Pfleger sollte möglichst kein naher Verwandter sein.

Das Gericht bestimmt also sehr genau, was ein Pfleger oder Betreuer darf und was nicht, was seine Pflichten und Rechte sind. So weit wie irgend möglich sind dabei die Wünsche des Betroffenen zu berücksichtigen. Patienten, die unter einem Verfolgungswahn leiden, sind meistens am uneinsichtigsten. Manchmal müssen Pfleger eine Entscheidung treffen, die der Betroffene nicht einsieht. Das kann eine schon belastete Atmosphäre in der Familie oder zwischen Arzt und Patient zunächst weiter verschlechtern. Daher sind die Richter verpflichtet, auch mit Pflegschaften sehr vorsichtig zu sein.

Meistens beantragen Angehörige oder Freunde des Patienten eine Betreuung oder Pflegschaft beim Amts-

Über eine Zwangsbehandlung entscheiden Vormundschaftsgerichte auf der Grundlage ärztlicher Gutachten. Eine Entmündigung oder Vormundschaft kommt aber bei Depressionen nicht in Frage.

74

gericht, manchmal tut das auch der Arzt. Das geschieht schriftlich beim Vormundschaftsgericht am Amtsgericht. Ein Attest soll dabei die Diagnose und eine Begründung für die Pflegebedürftigkeit enthalten. Ist es nicht gleich dem Antrag beigefügt, wird es von Amts wegen durch den Amtsarzt angefertigt. Das veranlaßt dann der Richter, aber man verliert Zeit damit.

Der zuständige Richter, der über den Antrag zu entscheiden hat, muß den Betroffenen persönlich anhören und sich ein Urteil über die Notwendigkeit dieser Maßnahme bilden. Deshalb holt er in solchen Fällen oft Gutachten von Sachverständigen ein.

So ein Verfahren dauert meistens Monate. Depressionen aber sind akute Krankheiten, und da kann man nicht einfach abwarten, bis der Amtsschimmel gewiehert hat. Daher gibt es noch die Möglichkeit einer einstweiligen Anordnung, mit der ein vorläufiger Betreuer oder Pfleger bestellt werden kann.

Warum werden Zwangsbehandlungen immer seltener?

Zwangseinweisungen und Zwangsbehandlungen sind in den letzten Jahrzehnten sehr selten geworden und ständig weiter zurückgegangen. Einer der Gründe dafür ist, daß die Furcht vor der geschlossenen Psychiatrie dank intensiver Information der Bevölkerung doch sehr nachgelassen hat.

Zweitens sind psychiatrische Einrichtungen inzwischen sehr viel offener und freundlicher als früher. Das Personal ist besser ausgebildet, und die Patienten befinden sich in einem besseren Zustand.

Und drittens hat die gesamte Psychiatrie bedeutende Fortschritte gemacht. Besonders die Behandlung und Vorbeugung von Melancholien und manisch-zyklischen Depressionen wirkt immer schneller und besser.

Eine Zwangsbehandlung von mehreren Wochen ist ohne eine Pflegschaft oder Betreuung von Amts wegen nicht möglich.

Auf Dauer versucht jeder Arzt, eine Zwangsbehandlung zu vermeiden und den Patienten zur Einwilligung und Mitarbeit zu bewegen.

Kann man Depressionen vorbeugen?

Es gibt keine Impfung gegen Depressionen. Aber wer schon eine Depression erlebt hat und sich davor fürchtet, daß sich so etwas wiederholt, hat gute Chancen. Gegen wiederkehrende, also phasenhaft verlaufende Manien und Melancholien gibt es Hilfe. Wer im letzten Jahr mindestens zwei Schübe oder in den letzten drei Jahren mindestens drei Schübe hatte, sollte über Medikamente nachdenken, die einen Rückfall verhindern – allerdings nach bisherigem Stand der Forschung nur so lange, wie man sie auch nimmt. Und das bedeutet, man kann seine Krankheit nicht einfach vergessen, sondern muß regelmäßig zum Arzt (schon zur Kontrolle) und muß seine Tabletten täglich nehmen.

Warum beugt Lithium vor?

Lithium ist ein chemischer Grundstoff wie Natrium und Kalium. Es bildet eine Reihe von Salzen wie Lithiumsulfat, Lithiumazetat und Lithiumkarbonat. Diese Salze werden als Wirkstoffe zur vorbeugenden Behandlung gegen Rückfälle bei manisch-melancholischen Phasen eingesetzt. Man weiß nicht genau, wie sie wirken, man weiß nur, warum: Sie beeinflussen den Stoffwechsel vieler Überträgerstoffe, Rezeptoren im Nervensystem, Enzyme und Hormone.

Zu den häufigsten Ursachen für Schwankungen des Lithium-Blutspiegels zählt Kaffee.

Was sind die erwünschten Wirkungen von Lithium?

Lithiumsalze schwächen sowohl manische als auch depressive Phasen deutlich ab. Die Abstände zwischen den Schüben werden größer, langfristig sinkt dadurch die Zahl der Schübe. Die erwünschte vorbeugende Wirkung ist nicht leicht zu erkennen, da sie erst allmählich eintritt. Es kann ein halbes Jahr, manchmal sogar zwei Jahre dauern, bis man bemerkt, daß Rückfälle ausgeblieben oder schwächer geworden sind: Man fühlt sich nicht mehr so schlecht und behält die Kontrolle.

Was sind die unerwünschten Wirkungen von Lithium?

Da Lithiumsalze über die Nieren ausgeschieden werden, dürfen sie von Patienten mit Nierenstörungen nicht eingenommen werden. Bei Herz- und Kreislauferkrankungen, Stoffwechselstörungen und Epilepsie besteht diese Gefahr ebenfalls.

Mögliche Nebenwirkungen sind Händezittern, Durchfall und Übelkeit, vermehrtes Wasserlassen, Durst, Muskelschwäche, eine Gewichtszunahme und Müdigkeit.

Warum ist Carbamazetin eine Alternative?

Carbamazetin gehört zu den Medikamenten gegen Epilepsie und hilft auch gegen zyklische Depressionen. Wer wegen der Nebenwirkungen von Lithium Probleme hat, verträgt Lithium meistens in Kombination mit diesem Wirkstoff deutlich besser. Er wird schnell und gut über den Darm aufgenommen und in der Leber abgebaut, was für Patienten mit Nierenleiden wichtig ist.

Welche Nebenwirkungen hat Carbamazetin?

Patienten mit starken Herzrhythmusstörungen dürfen kein Carbamazetin nehmen. Es verträgt sich nicht mit MAO-Hemmern (Monoaminoidasehemmern). Bei Schwangeren gibt es ein geringfügig höheres Risiko für Mißbildungen des Kindes.

Sonst ist der Wirkstoff gut verträglich. Leichtere Nebenwirkungen wie Sehstörungen, Schwindel oder allergische Hautausschläge sind möglich. Ergeben die regelmäßig nötigen Blutbildkontrollen bleibende Veränderungen oder sind die Hautausschläge stark, muß man auf das Medikament verzichten.

> **Carbamazetin belastet die Nieren nicht und ist deshalb für viele Patienten besser verträglich.**

> **Bei Melancholikern werden auch Antidepressiva vorbeugend eingesetzt. Dabei ist aber wegen der Gefahr der Abhängigkeit durch die lange Einnahme Vorsicht geboten.**

Wann verordnet der Arzt Medikamente?

Die Frage nach Möglichkeiten zur Vorbeugung hat uns schon in die medikamentöse Behandlung von Depressionen geführt. Ganz allgemein muß man sagen, daß die modernen Psychopharmaka (im Griechischen wörtlich „Seelenmedikamente") seit den fünfziger Jahren die ganze Psychiatrie und ihre Behandlungsmethoden grundlegend verändert haben. Diese Medikamente sind aber keine Wundermittel und dürfen nur unter ärztlicher Kontrolle eingenommen werden, weil der Patient selbst dabei schwerwiegende Fehler machen kann.

Zur Behandlung einer Depression gehört ein Plan: Der Einsatz ausgewählter Medikamente erfolgt unter Berücksichtigung der Art der Erkrankung, der Ursachen und dementsprechend des Behandlungszieles. Daraus ergeben sich Grundsätze für den Einsatz von Medikamenten, die noch wichtiger sind als ihre Wirkungsweisen.

Was gilt für körperlich begründbare Depressionen?

Wenn nachweislich körperliche Krankheiten das Gehirn direkt oder indirekt angreifen und dadurch eine Depression entsteht, muß zuallererst dieses Grundleiden der Leitfaden für die Behandlung sein. Es kann zum Beispiel sein, daß eine Herz-Kreislauf-Behandlung nötig ist oder Medikamente durch andere ersetzt werden müssen, weil sie als Nebenwirkung die Depression ausgelöst haben. Auch Altersdepressionen haben oft ganz andere Ursachen als die, die man sinnvollerweise mit einem Antidepressivum bekämpft.

Darüber hinaus kann jedoch eine Behandlung mit antidepressiven Medikamenten nützlich sein, wenn sie sich nach den Gegebenheiten der Grunderkrankung

Bei rein körperlichen Depressionen und in den meisten Fällen, wo konkrete seelische Belastungen zu bewältigen sind, dienen Antidepressiva nur als Unterstützung der Therapie.

richtet. Man wird also keine Präparate gegen Erregungszustände verschreiben wie Tranquilizer oder Neuroleptika, sondern angstlösende und leicht stimmungsaufhellende Antidepressiva.

Was gilt für depressive Reaktionen?

Im Falle seelischer Ursachen, also bei Reaktionen der
Gefühle auf Erschöpfungszustände oder stark belastende
Ereignisse, aber auch bei neurologisch bedingten Depressionen spielt die Behandlung mit Medikamenten nur
eine unterstützende Rolle und steht nicht an erster
Stelle. Hier ist die Psychotherapie wichtiger. In Kombination mit Medikamenten sind die Ergebnisse der Psychotherapie jedoch manchmal deutlich besser.

Welche Grundsätze gelten bei endogenen Depressionen?

Bei endogenen Depressionen, also jenen, die zyklisch
oder in Phasen verlaufen und die meistens mehrere teils
seelische, teils körperliche Ursachen haben, sind Medikamente besonders wichtig und wirksam. Das betrifft sowohl manisch-depressive Erkrankungen als auch immer
wiederkehrende Melancholien und einen guten Teil der
sogenannten Spät- oder Altersdepressionen.

Auch bei Depressionen mit schizophrenen Zügen und
bei neurotischen Depressionen, wie sie im zweiten Kapitel dieses Buches beschrieben werden, gibt der Arzt
oft Antidepressiva.

Es gibt aber auch Depressionen, die zusammen mit
einer schizophrenen Psychose auftreten; hier muß der
Arzt zunächst klären, ob die Depression nicht eine Nebenwirkung von lange anhaltender Behandlung mit
Neuroleptika ist. Diese Präparate sind im folgenden Kapitel beschrieben, das sich ausführlicher mit den wichtigsten Medikamenten sowie ihren Wirkungsweisen und

Bei Depressionen mit mehreren Ursachen, die zyklisch wiederkehren, stehen Antidepressiva im Mittelpunkt der Behandlung.

Antidepressiva machen im allgemeinen nicht körperlich süchtig. Bei anderen Psychopharmaka ist die Gefahr sehr viel größer, und die Ärzte gehen sehr vorsichtig damit um.

Welche Vor- und Nachteile haben Psychopharmaka?

Psychopharmaka sind so wirksam, haben aber auch zum Teil so schwerwiegende Nebenwirkungen, daß eine Behandlung damit ausschließlich Sache des Arztes ist. Dennoch sollten auch die Patienten einiges darüber wissen. Deshalb ist dieses Kapitel ganz den Wirkungsweisen der wichtigsten Medikamente gewidmet. Nach einer Beschreibung der Hauptwirkstoffe, ihrer Einsatzbereiche und ihrer Nebenwirkungen und Gegenanzeigen folgt eine Übersicht der gebräuchlichsten Präparate.

Wie wirken Psychopharmaka?

Arzneimittel, die man mit dem Begriff Psychopharmaka zusammenfaßt, wirken auf die Seele und die Gefühle. Sie beeinflussen das Erleben, das Befinden und das Verhalten eines Menschen. Dabei gibt es große Unterschiede. Danach teilt man diese Medikamente in Gruppen ein.

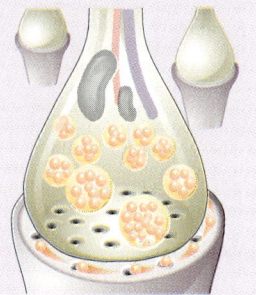

Gesunder Nerven-zellen-Stoffwechsel

Wie wirken Antidepressiva?

Die wichtige Medikamentengruppe für die Behandlung von Depressionen sind stimmungsaufhellende und angstlösende Mittel (Antidepressiva). Überträgerstoffe wie Noradrenalin spielen eine große Rolle bei der Entstehung von Depressionen. Medikamente, die den Mangel an solchen Stoffen beheben, unterdrücken die Symptome der Krankheit. Sie wirken entweder antriebssteigernd oder beruhigend. Man unterscheidet zwischen

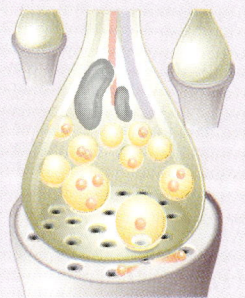

Mangel an Neurotransmittern

- trizyklischen und tetrazyklischen Andidepressiva,
- reinen Serotonin-Wiederaufnahmehemmern und
- MAO-Hemmern (Monoaminoxidasehemmer).

Die tri- und tetrazyklischen Antidepressiva und die reinen Serotoninhemmer bremsen die Wiederaufnahme von überschüssigen Überträgersubstanzen in die Nervenenden. Manche wirken auf den Noradrenalin-Stoffwechsel, andere auf den Serotonin-Stoffwechsel. MAO-Hemmer hemmen den chemischen Abbau des Enzyms Monoaminoxidase in den Nervenenden. Anidepressiva steigern die Konzentration der Überträgerstoffe Noradrenalin oder Serotonin und senken durch Mangel verursachte Überempfindlichkeit.

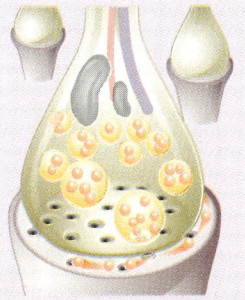

Besserung des Mangels

Welche Nebenwirkungen haben Antidepressiva?

Wie schon erwähnt, machen reine Antidepressiva nicht körperlich abhängig; oft sind sie aber mit Beruhigungsmitteln kombiniert, und da sieht die Sache schon anders aus. Je stärker ein Antidepressivum beruhigend wirkt, desto eher treten Müdigkeit, vor allem morgens Kreislaufstörungen, Fingerzittern, Sehstörungen, Verstopfung und Schwierigkeiten beim Wasserlassen auf.

In hohen Dosierungen können Antidepressiva allergische Hautausschläge, epileptische Anfälle, Blutbildveränderungen und Leberschäden verursachen. Durch die Appetitsteigerung nimmt man zu. Antidepressiva beeinflussen auch den Stoffwechsel von Histamin und Acetylcholin. Die Nebenwirkungen, die dadurch entstehen können, sind lästig, aber nicht weiter schlimm.

Antidepressiva wirken gegen Angst und verbessern die Stimmung. Die meisten dieser Medikamente werden von jungen Menschen besser vertragen als von älteren.

Wer darf weder tri- noch tetrazyklische Antidepressiva nehmen?

Vor allem ältere Patienten werden von Antidepressiva manchmal verwirrt und haben schlechte Träume oder Schlafstörungen. Auf Patienten mit stark vergrößerter Prostata, einer Verengung des Magenausganges, grünem Star und schweren Herzkrankheiten oder Nieren- und Leberleiden wirken sie auch in kleinen Dosen oft schon gefährlich und sollten ganz vermieden werden. Statt dessen kommen reine Serotoninhemmer, MAO-Hemmer oder rein pflanzliche Johanniskrautextrakte in Frage.

Wie wirken reine Serotonin-Wiederaufnahmehemmer?

Diese Medikamente beruhigen nicht, senken den Blutdruck nicht und haben keine Nebenwirkungen wie das Austrocknen der Schleimhäute, Herzrhythmusstörungen oder Verwirrtheit. In den ersten Wochen haben die Patienten aber keinen Appetit und leiden manchmal an Übelkeit und Kopfschmerzen. Bei hohen Dosierungen und zu Beginn der Behandlung sind Schlafstörungen, Unruhe und Angstzustände möglich.

Serotonin-Wiederaufnahmehemmer, MAO-Hemmer und Johanniskraut sind für viele Patienten verträglicher, aber auch nicht ganz ohne Nebenwirkungen.

Wann kommt Johanniskraut in Frage?

Wer rein pflanzliche Wirkstoffe bevorzugt, kann auf Johanniskraut-Präparate zurückgreifen. Johanniskraut ist seit der Antike als Heilpflanze bekannt, fördert die Durchblutung, hilft gegen Entzündungen und gegen innere Unruhe. Bei leichten und mittelschweren Depressionen ist die Wirkung gut.

Wie wirken MAO-Hemmer?

MAO-Hemmer werden gegen phasenhaft verlaufende Depressionen eingesetzt, wenn andere Mittel versagen oder zu viele Nebenwirkungen haben. Auch bei untypischen Depressionen mit einem unklaren Verlauf, Schlafsucht, großem Appetit und einem abendlichen Tief haben sich MAO-Hemmer bewährt.

Das Enzym Monoaminoxidase wirkt nicht beruhigend. Es wirkt chemisch, indem es unter anderem die Überträgerstoffe Noradrenalin und Serotonin abbaut und deren Konzentration zwischen den Nervenenden erhöht. Diese Wirkung hat es aber nicht nur im Gehirn, sondern auch im Darm. Dann gelangt oft zu viel Noradrenalin ins Blut und dadurch steigt der Blutdruck gefährlich. Schlafmittel und Neuroleptika können ausgleichen.

Warum muß man bei MAO-Hemmern Diät halten?

Um einen schädlichen Anstieg des Blutdrucks zu vermeiden, muß man bei der Einnahme von MAO-Hemmern Nahrungsmittel vermeiden, die viel Tyramin enthalten, denn das wird im Darm chemisch zu Noradrenalin umgebaut und erhöht den Blutdruck. Kopfschmerzen, Schwindel, Herzklopfen und Übelkeit sind dann die Folge. In einem solchen Fall müssen Sie unverzüglich Ihren Arzt verständigen. Folgende Lebensmittel sollten Sie am besten weglassen:

Wer MAO-Hemmer einnimmt, muß meistens eine Diät halten, die einen gefährlichen Anstieg des Blutdrucks verhindert.

- Gereifter Käse
- Eingelegter Fisch
- Saubohnen
- Bierhefe
- Fleischextrakt

Auch Sauerrahm und Joghurt, Trockenfrüchte, Ananas, Avocados, Bananen, Bier, Weißwein und klare Schnäpse sind zusammen mit MAO-Hemmern gefährlich. Bei Tiefkühlwaren und alkoholischen Getränken wie Rotwein, Sherry, Chianti, Weinbrand und Likören sollte man ebenfalls sehr zurückhaltend sein.

Es gibt aber inzwischen neue MAO-Hemmer, die einen Teil der Hemmung wieder aufheben, wenn sie auf chemische Anzeichen im Körper stoßen, die ihnen „sagen", daß dies notwendig ist. In hohen Dosierungen ist aber auch hier eine Diät erforderlich.

Wie wirken Neuroleptika?

Die erwunschten Wirkungen dieser erregungsdämpfenden Stoffe richten sich gegen Wahnvorstellungen und Sinnestäuschungen. Sie fördern einen guten Schlaf und haben in schwächeren Präparaten eine leichte stimmungsaufhellende Tendenz.

Wie wirken Beruhigungsmittel?

Die sogenannten Tranquilizer wirken beruhigend, entspannend, angstlösend und aggressionshemmend. Sie fördern den Schlaf und entspannen die Muskulatur, wirken daher auch gegen Krämpfe. Sie gehören zu den Psychopharmaka, die am meisten eingesetzt werden, bei denen aber auch besondere Vorsicht geboten ist. Wie die starken Schlafmittel machen sie leicht abhängig.

Kaum noch eingesetzt werden Psychostimulantia, also stark anregende Mittel, die früher oft gegen Schlafsucht und als Appetitzügler eingesetzt wurden.

Neuroleptika beruhigen und machen nicht abhängig, haben aber eine ganze Reihe von Nebenwirkungen wie Zittern, Krämpfe und im schlimmsten Fall Herzrasen, Blutbild- und Leberschäden.

Auch in niedriger Dosierung machen Beruhigungsmittel, starke Schlafmittel und sogenannte Psychostimulantia, also aktivierende und anregende Mittel, leicht körperlich abhängig.

Wirkstoff	Achtung
ANTIDEPRESSIVA, TRIZYKLISCH	Wirken depressionslösend und beruhigend, vor aller bei phasenhaften Melancholien und manisch-depress ven Erkrankungen.
Amitriptylin (dämpfend), Amitriptylinoxid, Clomipra-min, Desipramin (stark antriebssteigernd), Dibenze-pin, Dosulepin, Doxepin, Imipramin (leicht antriebs-steigernd), Lofepramin, Nortriptylin, Trimipramin	Bei älteren und körperlich kran-ken Patienten.
ANTIDEPRESSIVA, TETRAZYKLISCH	Wirken depressionslösend und beruhigend, vor aller bei phasenhaften Melancholien und manisch-depress ven Erkrankungen.
Maprotilin, Mianserin	Bei älteren und körperlich kran-ken Patienten.
SEROTONIN-WIEDERAUFNAHME-HEMMER	Wirken nicht beruhigend, nicht blutdrucksenkend, aber depressionslösend.
Fluvoxamin, Fluoxetin, Paroxetin	
MAO-HEMMER	Wirken gegen phasenhaft verlaufende Depressionen, vor allem bei Unverträglichkeit und in untypischen Fällen. Nicht beruhigend.
Moclobemid, Tranylcypromin	Um einen plötzlchen Anstieg de Blutdruck mit der Gefahr eines Hirnschlags zu vermeiden, ist eine Diät nötig.
PFLANZLICHES ANTIDEPRESSIVUM	Wirkt beruhigend und durchblutungsfördernd.
Johanniskrautextrakt (Hypericin)	

egen Depressionen

Jebenwirkungen	Nicht nehmen
or allem zu Beginn Kreislaufstörungen mit nied-gem Blutdruck, trockene Schleimhäute, Sehstö-ungen, Verdauungsstörungen, allergische Haut-usschläge, epileptische Anfälle, Leberverände-ungen, Heißhunger auf Süßes und Übergewicht.	Bei stark vergrößerter Prostata, schweren Herz-, Leber- und Nierenkrankheiten, Verengung des Magenausganges, grünem Star.
or allem zu Beginn Kreislaufstörungen mit nied-gem Blutdruck, trockene Schleimhäute, Sehstö-ungen, Verdauungsstörungen, allergische Haut-usschläge, epileptische Anfälle, Leber und Blut-ildveränderungen, Heißhunger auf Süßes und bergewicht.	Bei stark vergrößerter Prostata, schweren Herz-, Leber- und Nie-renkrankheiten, Verengung des Magenausganges, grünem Star.
nruhe und Angst, Schlafstörungen, Appetitlosig-eit, Übelkeit, Kopfschmerzen, epileptische An-lle, Veränderungen der Blut- und Leberwerte.	
or allem zu Anfang Schlafstörungen, Kopf-chmerzen, manchmal auch Kreiuslaufstörungen nd epileptische Anfälle.	Bei schwerer Schilddrüsenüber-funktion und Bluthochdruck (Phäochromozytom).
esteigerte Empfindlichkeit gegen Sonnenlicht nd Hautreizungen.	

Die wichtigsten Medikament

Wirkstoff	Achtung
NEUROLEPTIKA Wirken erregungsdämpfend und „wahrnehmungsordnend" gegen Sinnestäuschungen oder Wahnvorstellungen.	
Benperidol, Bromperidol, Clopenthixol, Chlorprothixen, Clozapin, Fluphenazin, Flupentixol, Haloperidol, Laevomepromazin, Melperon, Perazin, Perphenazin, Pipamperon, Pimozid, Promethazin, Prothipendyl, Thioridazin, SulpiridZotepin, Zuclopenthixol	Vorsicht bei Kindern.
TRANQUILIZER Wirken beruhigend, entspannend, krampflösend und angstlösend, vor allem wenn Antidepressiva und Neuroleptika nicht ausreichen oder bei Unverträglichkeit.	
Alprazolam, Bromazepam, Brotizolam, Chlordiazepoxid, Clobazam, Clotiazepam, Diazepam, Dikaliumclorazepat, Flunitrazepam, Flurazepam, Ketazolam, Loprazolam, Lorazepam, Lormetazepam, Metaclazepam, Nitrazepam, Oxazepam, Oxazolam, Prazepam, Temazepram	Vorsicht bei der Teilnahme am Straßenverkehr. Suchtgefahr.
LITHIUMPRÄPARATE Wirken vorbeugend bei zyklischen Depressionen.	
Lithiumacetat, Lithiumaspartat, Lithiumkarbonat, Lithiumorotat, Lithiumsulfat	Vergiftungsgefahr, vor allem durch Kaffeegenuß. Bei Schwangerschaft erhöhtes Risiko für Mißbildungen.
CARBAMAZINPRÄPARATE Wirken vorbeugend gegen zyklische Depressionen bei Nieren schäden (Unverträglichkeit).	
Carbamazepin	Die Wirkung von Verhütungsmi teln wird unsicher. Keine Kombination mit MAO-Hemmern möglich. Bei Schwangerschaft leicht erhöhtes Risiko für Mißbil dungen.

egen Depressionen

ebenwirkungen	Nicht nehmen
ttern, Atemnot, Muskelkrämpfe (medikamentöses arkinson-Syndrom). Selten das „neuroleptische yndrom": hohes Fieber, Herzrasen, Kreislaufkol- ps und lebensgefährliche Krämpfe. Häufiger utbild- und Leberschäden, Hormonstörungen otenz, Monatsregel). Bei hoher Dosis Mundtrok- enheit und niedriger Blutdruck, selten Krämpfe.	
üdigkeit, gemindertes Reaktionsvermögen.	Bei Suchtgefahr, in Verbindung mit Alkohol oder Schlafsucht.
ttern, Unterfunktion der Schilddrüse, gestörte ierenfunktion, Heißhunger, Übergewicht, Was- reinlagerungen an den Knöcheln und im Ge- cht, Magen- und Darmbeschwerden.	Wenn Allgemeinzustand sehr schlecht, bei schweren Nierenfunk- tionsstörungen, Herzkrankheiten und kochsalzarmer Diät, Schild- drüsenunterfunktion, schwerem Bluthochdruck, Gicht und der Mus- kelkrankheit Myasthenia gravis.
u Beginn de Behandlung Müdigkeit, Sehstörun- en, Schwindel und Übelkeit. Nach 1–2 Wochen autallergien, Abnahme der weißen Blutkörper- en. Leberschäden, Herzrhythmusstörungen.	Wenn bleibende Blutbildverände- rungen, Leberenzymerhöhungen oder allergische Hautausschläge auftreten, bei Herzrhythmusstörun- gen und schweren Leberschäden.

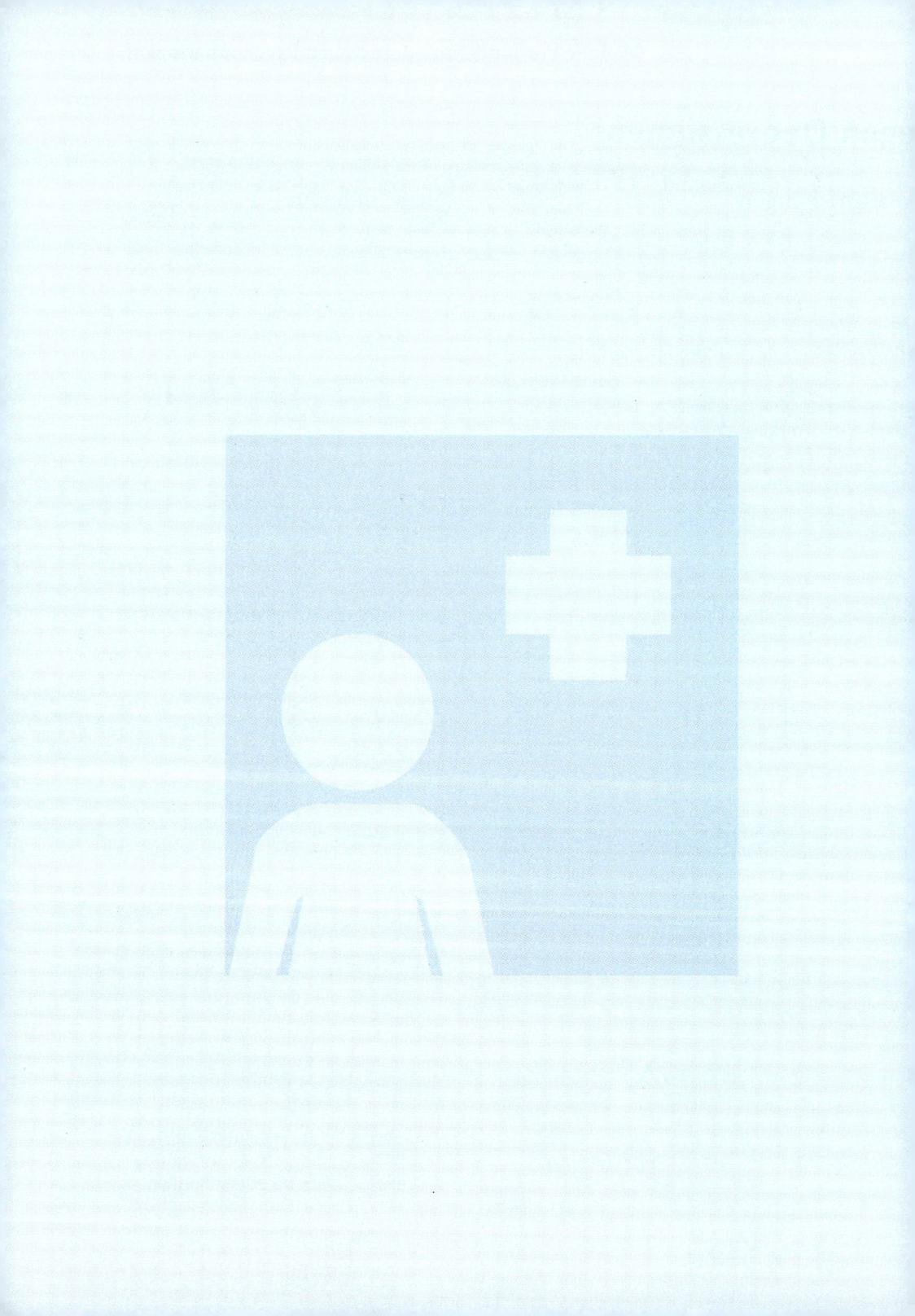

Was können Betroffene selbst tun?

Ohne die Mitwirkung des Patienten können auch der beste Arzt, die beste Therapie und das beste Medikament nur wenig mehr gegen Depressionen ausrichten, als vielleicht eine akute Gefahr der Selbsttötung auszuschalten. Man kann aber lernen, mit der Krankheit zu leben. Dabei spielt das Verhältnis zum Arzt eine Rolle, aber auch Familie, Freunde, Selbsthilfegruppen und die Fähigkeit, Dauerstreß zu meiden.
In diesem Kapitel geht es außerdem auch um Rat bei wichtigen Entscheidungen und Rechtsfragen.

Wie kann man mit der Krankheit leben lernen?

Ein Arzt betrachtet seinen Patienten in erster Linie unter dem Gesichtspunkt: Was fehlt ihm, wo liegt die Ursache für sein Leiden und wie kann ich ihm oder ihr helfen? Der Kranke selbst, seine Angehörigen, Freunde und Kollegen – also die Betroffenen – erleben eine Krankheit ganz anders. Das gilt besonders für Depressionen. Dies ist so, weil eine „Seelenfinsternis" zum einen etwas Erschreckendes ist, das den Kranken völlig lähmen kann und seine Umgebung in Sorgen und Angst vor etwas stürzt, das sie oft nicht versteht. Und zum anderen beginnt eine Depression meist nicht plötzlich, sondern schleichend im Verlauf einiger Wochen.

Mit Depressionen leben zu lernen heißt zu erkennen, daß man krank ist, und sich dieser Erkenntnis zu stellen.

Warum ist Einsicht der beste Weg zur Besserung?

Nur wenn wir erkennen, was mit uns los ist, können wir rechtzeitig etwas gegen die Krankheit tun. Viele Menschen wollen einfach nicht wahrhaben, daß sie psychisch krank sind. Die Furcht davor, die Freunde, die Familie, die Nachbarn oder Kollegen könnten etwas merken, ist für Angehörige übrigens oft ebenso stark und problematisch wie für den Kranken selbst.

Auch wenn man so tut, als ob diese Furcht zu Recht bestünde, sollte man eigentlich einsehen, daß man sie überwinden muß. Denn nur wer rechtzeitig handelt, hat eine Chance, Besserung herbeizuführen, bevor die Krankheit auffällig wird.

Es ist richtig, daß man im depressiven Zustand nicht glaubt, daß es ein Mittel dagegen gibt. Es ist ebenfalls richtig, daß man in einer solchen Verfassung auch nicht recht an Hilfe glaubt.

Furcht ist natürlich. Aber sie ist ein Hindernis auf dem Weg zur Behandlung und damit zur Besserung. Deshalb muß sie überwunden werden.

Man ist ganz in seiner Krankheit gefangen. Um so wichtiger ist jetzt die Fähigkeit, sich jemandem anzuvertrauen.

Warum ist Vertrauen so wichtig?

Um diese Furcht und diese Hoffnungslosigkeit zu überwinden, bedarf es einer ungewöhnlichen Anstrengung und einer kleinen Heldentat: sich so zu sehen, wie man ist, und so ehrlich zu sein, daß man wenigstens vor sich selbst zugibt: „Ja, ich brauche Hilfe."

Im Grunde ist es nicht so wichtig, welche Hilfe es ist, die ich dann brauche und bekomme. Hauptsache, ich rühre mich. Und die Voraussetzung dafür ist Vertrauen. Ich muß mich einfach jemandem anvertrauen können, und wenn ich das erkannt habe, muß ich diesen Schritt auch unbedingt tun.

Wer sich nicht selbst helfen kann, braucht Vertrauen und die Hoffnung, daß ihm ein anderer hilft. Er ist nicht unwillig, sondern unfähig dazu.

Gibt es eine Hoffnung entgegen aller Vernunft?

Ja, es gibt sie. Es gibt jenes „Prinzip Hoffnung", das schon im Mittelalter Menschen aus tiefster Glaubensverzweiflung gerettet hat und das zum Beispiel der heilige Augustinus mit dem Begriff „Hoffen wider jede Hoffnung" bezeichnet hat: Das kann eine gefühlsmäßige Hoffnung sein, wenn uns die Vernunft jeden Grund zur Hoffnung verweigert. Das kann aber auch einfach der Instinkt des Tieres sein, der uns sagt, daß der Mensch nicht die Fähigkeit zu hoffen hätte, wenn es keinen Grund und kein Ziel dafür gäbe.

Kann man lernen, sich helfen zu lassen?

Im Zustand einer Depression kann es durchaus sein, daß man sich nicht mehr selbst helfen kann, ganz gleich, was für Ratschläge in diesem Kapitel sonst noch stehen. Man kann aber sehr wohl lernen, sich helfen zu lassen, Hilfe einfach anzunehmen und nicht lange zu fragen, ob das berechtigt ist und warum.

Es ist eine Tatsache der Erfahrung: Jeder kann sich fallenlassen, auffangen lassen und stützen lassen. Manchmal geschieht das sogar ohne unser Zutun und Wollen.

Mit Depressionen zu leben, kann nur gelingen, wenn es noch einen Kern in der Seele gibt, der bereit ist, Hilfe auch anzunehmen. Dafür ist jede Ermutigung wichtig.

Wie kann die Familie helfen?

Geborgenheit, Verständnis und Geduld in der Familie sind unschätzbare Verbündete des Depressiven – und des Arztes.

Wer unter Depressionen leidet, hat oft gleichzeitig den Wunsch nach Nähe, Liebe und Verständnis und zieht sich doch ängstlich von seinen Mitmenschen zurück. Gerade im Ehepartner und in den nächsten Angehörigen findet er dann meist die Person seines Vertrauens, der er sein Herz ausschütten kann, die ihn liebt und versteht. So jemand ist auch meistens bereit, sich selbst zu informieren oder stellvertretend Rat zu holen, wenn er nicht weiter weiß. Das ist eine unschätzbare Hilfe.

Wieviel Geduld ist zumutbar?

Niemand zieht sich stumm, unbemerkt, ohne Klage und Widerspruch von seinen Mitmenschen zurück. Die Gefahr der inneren Vereinsamung steigt für depressive Menschen jedoch oft deshalb, weil sie sich ständig beklagen, immerfort jammern und doch nicht fähig sind, eine dargebotene helfende Hand dankbar zu ergreifen.

Sie können keine angemessenen Dankesgefühle empfinden oder gar zeigen. Das gehört zum Krankheitsbild. Wenn sich die Angehörigen dann als liebende Stütze erweisen wollen, brauchen sie viel Geduld.

Depressive Menschen wirken oft undankbar, weil sie unfähig sind, entsprechend auf unsere Hilfe zu antworten. Das heißt aber nicht, daß man sich von ihnen zurückziehen sollte.

Man kann unmöglich sagen, wie weit diese Geduld gehen soll. Das hängt von der Nervenstärke und der Belastbarkeit jedes einzelnen ab. Spätestens dann, aber auch wenn die Belastungen durch den Kranken unerträglich werden, wenn die Familie durch die Betreuung des Kranken überfordert ist, sollte man ohne schlechtes Gewissen eine Krankenhausbehandlung in Erwägung ziehen und mit dem Arzt darüber sprechen.

Warum gibt es kein Patentrezept?

Menschen sind nun einmal sehr unterschiedlich. Es gibt auch bei der Liebesfähigkeit, der Geduld, der Nervenstärke und der Belastbarkeit durch einen ständig traurigen, bedrückten, jammernden oder schweigenden Menschen, den man liebt, ganz verschiedene Grenzen. Von diesen Grenzen hängt es ebenso ab wie vom Krankheitsbild selbst, wann Angehörige „nicht mehr können".

Auf keinen Fall sollte man es als Egoismus, Kaltherzigkeit oder Zurückweisung verstehen, wenn Angehörige angesichts einer schweren Depression selbst „Nerven zeigen". Zu erklären: „Ihr liebt mich nicht" ist da wenig hilfreich, meistens sogar falsch und ungerecht.

Wenn die Belastungen für die Familie zu groß werden, darf man sich nicht scheuen, selbst den Arzt aufzusuchen oder für eine Behandlung in einer Klinik zu sorgen.

Wann sind „Hilferufe" ernst zu nehmen?

Die meisten Selbstmordversuche werden von Menschen mit einer depressiven Erkrankung unternommen; das ist dann keine freie Willensentscheidung, sondern eine Folge der manchmal sehr schweren Krankheit. Es ist außerdem eine Tatsache, daß über 80 Prozent aller Menschen, die ihrem Leben selbst ein Ende gesetzt haben, das vorher einmal oder mehrfach angekündigt hatten.

Es ist durchaus verständlich, wenn sich Angehörige oder auch Freunde unter Druck gesetzt oder „erpreßt" fühlen, wenn der Kranke damit mehr Aufmerksamkeit oder Stillschweigen erzwingen will, daß er von Selbstmord spricht. Man kann in schwere Gewissensnot kommen, wenn man gegen seine innere Überzeugung verspricht, daß man keine fremde Hilfe in Anspruch nehmen wird oder sich auf tyrannische Weise zu einem bestimmten Verhalten genötigt sieht.

Es gibt auch demonstrative Selbstmordversuche, die nicht ernst gemeint sind und in der Hoffnung geschehen, „daß mich noch jemand rechtzeitig findet". Es kann aber ein tödlicher Irrtum sein, einfach zu glauben, daß nichts geschehen wird. Denn erstens kann eine Demonstration natürlich auch schiefgehen, und zweitens kann niemand die Verantwortung dafür tragen, es darauf ankommen zu lassen.

Nur durch ein direktes Gespräch kann man die Frage klären, ob jemand wirklich selbstmordgefährdet ist. Notfalls muß man die Telefonseelsorge, einen Arzt oder einen Notarzt einschalten.

Was können Selbsthilfegruppen und Freunde tun?

In Selbsthilfe- und Angehörigengruppen kann man mit Menschen, die in einer ähnlichen Lage sind, Erfahrungen austauschen und oft auch Lösungen finden.

Leider sind die Familienverhältnisse nicht immer so, daß sie für einen depressiven Menschen eine Hilfe bedeuten. Zur Zeit wird fast jede zweite Ehe wieder geschieden, und das spricht ebenso wie die ständig steigende Zahl freiwilliger und unfreiwilliger „Singles" nicht gerade für großen emotionalen Rückhalt für Depressive in einer Krise.

Um so wichtiger sind Freunde und Selbsthilfegruppen geworden. Daß wir sie in einem Atemzug nennen, liegt nicht nur daran, daß für viele Menschen der Freundeskreis inzwischen die meisten Funktionen der traditionellen Familie übernommen hat; es liegt auch daran, daß Familienangehörige wie Freunde oder Lebenspartner häufig selbst überfordert sind, wenn jemand in eine depressive Krise gerät. Sie brauchen dann ebenfalls Unterstützung, und die kann darin bestehen, daß sie ihre Probleme nicht allein meistern müssen, sondern Erfahrungen austauschen, von anderen lernen und Schicksalsgemeinschaften bilden können.

Kann ich mit persönlichen Problemen zu Fremden gehen?

In Selbsthilfe- und Angehörigengruppen findet man unter fachlicher Anleitung sachliche Informationen und ernsthafte menschliche Anteilnahme.

Man mag das ungute Gefühl haben, über sehr persönliche, ja intime Probleme nicht mit Fremden sprechen zu können. Aber Sie sind eben nicht allein: In einer Gruppe werden Sie sehr schnell erfahren, daß die anderen ein ganz ähnliches Schicksal haben. Und ein gemeinsames Schicksal verbindet. Man kommt sich rasch näher und versteht meistens sehr gut, was den anderen bewegt. Anfängliche Berührungsängste zu überwinden lohnt sich also auf jeden Fall.

Es mögen zwar sehr persönliche Dinge zur Sprache kommen, doch erstens betrifft das alle gleichermaßen, und zweitens geht es nicht um eine intime Zurschaustellung, sondern um ein wichtiges gemeinsames Interesse. Jedem, der diesen Schritt tut, darf man unterstellen, daß sein Interesse ernsthaft ist. Im übrigen stehen Selbsthilfe- und Angehörigengruppen oft unter fachlicher Leitung, der man sich getrost anvertrauen kann.

Was ist, wenn der Partner nicht mitkommen will?

Als Partner eines depressiv Kranken sollte man grundsätzlich keinen Druck auf ihn ausüben. Wenn er schon in psychiatrischer Behandlung ist und der Arzt eine Gruppentherapie für sinnvoll hält, der Patient sich aber sträubt, kann häusliche Unterstützung dabei Gutes bewirken. Im Zweifelsfall sollte man mit dem Therapeuten beraten, wie der Patient gemeinsam am besten zu überzeugen ist.

Wer als Patient gern seinen Partner in einer Therapiegruppe dabeihätte und auf Widerstand stößt, muß wissen, daß es eigene Angehörigengruppen gibt, die zum Therapieangebot vieler Kliniken gehören. Vielleicht ist der Leidensdruck für den Partner noch nicht so groß, daß er Hilfe zu brauchen glaubt; ob dies doch der Fall ist, kann ein Dreiergespräch mit dem behandelnden Arzt klären. Ist der Partner auch dazu nicht bereit, muß man ihm seinen Willen lassen.

Wohin kann man sich wenden?

Wie schon erwähnt, gibt es inzwischen zahlreiche Selbsthilfe- und Angehörigengruppen. Manche werden als begleitende oder „nachbereitende" Maßnahme zu einer Therapie angeboten. Nicht nur depressive Patienten treffen sich in solchen Gruppen, sondern auch indirekt Betroffene: Angehörige, Freunde, Kollegen. Jeder Arzt und jede kirchliche oder soziale Beratungsstelle vermittelt solche Angebote.

Es ist nicht immer sinnvoll oder nötig, daß Partner an einer Selbsthilfegruppe oder Angehörigengruppe teilnehmen. Zwang ist jedenfalls weder sinnvoll noch möglich.

Vor allem bei beruflichen Schwierigkeiten wegen Depressionen sind oft betriebliche Selbsthilfegruppen sehr hilfreich. Hier trifft man Menschen, die das berufliche Umfeld gut kennen.

Welche Bedeutung hat die Beziehung zum Arzt?

Aus der Sicht des Arztes ist ein gewisser Abstand zum Patienten unerläßlich, um sachlich und neutral bleiben, sozusagen immer „kühlen Kopf" behalten zu können, gerade wenn der Patient dies nicht mehr kann und medizinisch wichtige Entscheidungen zu treffen sind. Aus der Sicht mancher Patienten aber kann der Arzt zur einzigen Vertrauensperson werden, die aufgrund der äußeren Umstände übrig bleibt, wenn sie sich von Familie, Freunden und Kollegen unverstanden fühlen. Sich auch „privat" an den Arzt zu klammern würde für beide auf Dauer unlösbare Konflikte mit sich bringen und ist daher sicher der falsche Weg. Schon deshalb gehen Ärzte diesen Weg nicht mit.

Die richtige Mitte zu finden und zu wahren, die fachliche Hilfe mit menschlicher Wärme und sogar freundschaftlichen Gefühlen zu verbinden, ist so selten möglich wie eben echte Freundschaften zwischen Ärzten und Patienten möglich sind. Man kann sie nicht ausschließen, man kann sie aber auch nicht gezielt suchen und erst recht nicht aussuchen.

Erwartung seelischer Hilfe setzt ein Vertrauensverhältnis voraus. Dennoch darf der Patient nicht „klammern": Der Arzt muß immer einen kühlen Kopf behalten.

Was weiß und tut welcher Arzt?

Ärze wissen immer einiges über die Behandlung von Depressionen und auch über deren Vorbeugung. Einen wirklich guten Arzt erkennt man aber unter anderem daran, daß er seine Grenzen kennt und die Hilfe von Kollegen beansprucht, wenn diese Grenzen erreicht sind oder wenn eine Behandlung ihn überfordern müßte. Dann sollte kein Patient glauben, er werde „abgeschoben". Die Hinzuziehung eines Therapeuten oder der Rat, einen Therapeuten aufzusuchen, entspringt der bestmöglichen Fürsorge und bedeutet nicht, daß sich der Arzt von seinem Patienten zurückzieht.

Zur Sachlichkeit des Verhältnisses zwischen Arzt und Patient dient oft eine gewisse Arbeitsteilung – allerdings nur mit klaren Spielregeln. Viele Köche verderben den Brei.

Hinzugezogen wird meistens ein Psychologe. Die andere Möglichkeit besteht darin, einen Psychiater oder einen Neurologen einzuschalten. Das sind Ärzte mit einer zusätzlichen Qualifikation zum Facharzt der Psychotherapie oder der Nervenheilkunde.

Zu wem soll man nun gehen?

Letztlich ist der Patient meist selbst dafür verantwortlich, zu wem er geht. Wichtig für diese Entscheidung ist auf jeden Fall:

- das Vertrauen in das fachliche Können des Arztes oder Therapeuten,
- seine Fähigkeit, nicht nur medizinische, sondern auch berufliche Fragen des Patienten zu beantworten,
- seine Bereitschaft, nichts auszusparen, etwa Beziehungsprobleme oder religiöse Konflikte,
- der Eindruck, „daß man gut miteinander kann". Wenn einer den anderen gefühlsmäßig oder menschlich ablehnt, ist eine Therapie von vornherein gefährdet.

Wann bezahlt die Krankenkasse eine Therapie?

Die Krankenkassen erstatten die Kosten für eine Psychotherapie nur unter bestimmten Voraussetzungen. Anerkannt werden in der Regel Psychoanalysen, tiefenpsychologisch fundierte Verfahren und verhaltenstherapeutische Verfahren.

Einzelne Kassen erstatten auch andere Therapien. Für alle Bereiche ist entweder ein Psychiater oder ein Neurologe zuständig. Die Behandlung einer akuten Depression bis zur Überweisung an den Facharzt kann natürlich jeder Hausarzt abrechnen. Die Therapie selbst fällt unter die Aufsicht des Facharztes, wenn der einen Diplompsychologen einschaltet; das kann unter dem Gesichtspunkt der Kostenersparnis, der Überlastung oder einer sinnvollen Spezialisierung und Arbeitsteilung geschehen.

Arzt und Therapeut geben Lebenshilfe in einem besonders empfindlichen Bereich. Daher muß die Entscheidung für oder gegen eine Therapie immer frei von anderen Interessen sein.

Wie entkomme ich dem Dauerstreß?

Streß ist eine der häufigsten Depressionsursachen. Um ihm zu entkommen, hilft oft schon eine Prüfung der Lebensumstände.

Wer bis hierher gelesen hat, weiß, daß Streß oder Belastungen eine beträchtliche Rolle bei der Entstehung von Depressionen spielen. Also ist die Bekämpfung von Streß entsprechend groß zu schreiben. Das ist in erster Linie eine Aufgabe des Patienten selbst, auch wenn der Therapeut sicher Ratschläge geben kann. Es würde ein eigenes Buch füllen, darüber systematisch zu berichten, was es auf diesem Gebiet alles gibt und wie es funktioniert. Deshalb beschränken wir uns hier auf die Rolle einer Gedächtnisstütze.

Wie kann man sich körperlich passiv entspannen?

Entspannung mit körperlichen Mitteln – da denkt jeder an Schlafen und Ausruhen, Urlaub und süßes Nichtstun. Vergessen wird oft, daß die Entspannung schon da anfängt, wo der Körper von schädlichen Dauerbelastungen zu befreien ist, also etwa

- Abnehmen bei Übergewicht
- Bequeme Sitz- und Arbeitsmöbel
- Massagen
- Überprüfen schlechter Gewohnheiten
- Behandlung chronischer körperlicher Leiden

Wie kann man sich aktiv entspannen?

So wie es gegen dauernde körperliche Überlastungen körperliche Entspannungsmöglichkeiten gibt, kann man sich auch geistig entspannen – aktiv oder passiv.

Nicht jede Entspannung ist nur passiv wie eine Massage, Ruhe und Schlaf. Im Gegenteil: Eine überwiegend einseitige sitzende Berufstätigkeit ist verantwortlich für viele Zivilisationskrankheiten. Da fehlt ein Ausgleich, und den kann man finden bei

- Sport, Gymnastik, strammen Spaziergängen
- Körperpflege
- Atemübungen
- Sex

Ja, Sie haben nicht falsch gelesen: Sex kann sehr gesund sein – für Körper und Seele. Paartherapeuten aktivieren daher oft die nachgelassene sexuelle Bereitschaft ihrer Patienten. Bei Depressionen ist oft das Sexualleben gestört; Frustration und Einsamkeitsgefühle stehen der Sehnsucht nach Zärtlichkeit und Nähe gegenüber.

Wie kann man sich geistig entspannen?

Diese Frage kann man am besten beantworten, wenn man sich fragt, was einem fehlt. Der eine kommt innerlich zur Ruhe, wenn er ein paar Wochen als Gast in ein Kloster geht, um dort zu meditieren, Musik zu hören oder einfach nur abzuschalten. Der andere macht Reisen in der Phantasie. Auch das ist gut, solange es nicht in eine Manie ausartet, bei der man sich aus der Wirklichkeit völlig verabschiedet.

Das autogene Training ist in gewisser Weise mit der Hypnose verwandt, ebenfalls einer entschieden geistigen Methode zur Entspannung, für die man allerdings einen geschulten Hypnotiseur braucht. So etwas zahlt aber in der Regel keine Krankenkasse. Das ist aber meistens auch gar nicht nötig. Ein Hobby wie Malen, Musizieren oder Fotografie ist geistiger Sport, belebt Interessen, hält das Gedächtnis jung, fesselt die Aufmerksamkeit und erhöht dadurch die Konzentration.

Was kann man gegen Freizeitstreß tun?

Wir haben immer mehr Freizeit, aber dadurch sinkt der Streß nicht. Wenn eine Verabredung mit Freunden zum Termin wird, der Zeitdruck erzeugt, wenn wir von Freizeitvergnügen zu Freizeitvergnügen rasen, verlieren wir die Fähigkeit, diese Freizeit zu genießen. Wer über „gesellschaftliche Verpflichtungen" stöhnt, kann sie beschränken auf die Pflege jener Freundschaften, die ihm wirklich etwas bedeuten.

Wünsche spielen eine große Rolle bei der Entspannung und im Seelenleben des Menschen. Wer herausfindet, was er sich wünscht, kann sich auch meistens einiges davon erfüllen.

Zeit für sich selbst und für liebe Mitmenschen zu haben, ist besonders entspannend. Wer freie Zeit hat, sie aber nicht als Freiheit empfindet, muß sie neu zu nutzen lernen.

Soll man Hochzeit oder Scheidung verschieben?

Vor allem in manischen Phasen sollte niemand eine Hochzeit planen oder eine Scheidung erwägen. Später sieht alles oft ganz anders aus.

Grundsätzlich sollte niemand im Zustand einer akuten Depression oder in einer manischen Phase wichtige Entscheidungen fällen. Wer heiraten möchte, ist verliebt und kann eigentlich nicht depressiv sein. Aber wenn es schon einmal oder mehrfach zu Depressionen gekommen ist oder wenn man weiß, daß mit manisch-depressiven Zuständen zu rechnen ist, muß man darüber sprechen. In einer manischen Hochstimmung zu heiraten wäre sicher ein schwerer Fehler.

Sich von einem Partner scheiden zu lassen, weil man in einer Depression steckt und glaubt, man mache ihn unglücklich, wird selten geschehen. Es kann aber vorkommen, daß Depressive so reden, und dann muß der Partner wissen, daß solche Gedanken mit der Krankheit verschwinden werden. In einer solchen Zeit sollte man keinesfalls auf Scheidungsvorschläge eingehen. Wenn ein Partner die Krankheit des anderen nicht mehr aushält, kann man ihm nur raten, Geduld zu haben und auf eine vorbeugende Behandlung zu drängen.

Kann mich die Vergangenheit einholen?

Gerade melancholische Menschen sind meist sehr gewissenhaft und fragen sich, wenn sie schon einmal eine schlimme Phase hinter sich hatten, ob sie überhaupt heiraten sollen. Wenn der Arzt erklärt, daß immer wieder Phasen der Krankheit zu erwarten sind, kann eine vorbeugende Behandlung angebracht sein. Auf jeden Fall sollte man als Patient offen über solche Dinge reden.

Offenheit ist die Voraussetzung für jede gute Ehe. Außerdem ist eine Ehe ungültig und kann für nichtig erklärt werden, wenn dem Partner eine schwere Krankheit verschwiegen wurde.

Geht eine Beziehung wegen solcher Vorbelastungen auseinander, so läßt sich meist annehmen, daß sie früher oder später auch an einer akuten Depression gescheitert wäre. Hält sie stand, dann hat sie eine ernsthafte Bewährungsprobe überstanden.

Je offener bei manisch-depressiven Veranlagungen auch über diese Krankheitsform gesprochen wird, desto seltener werden sie zum Anlaß für eine Trennung. Kommt es zu solchen Gedanken in einer manischen Phase, in der Patienten zu überstürzten Entschlüssen neigen, dann sollte man die Sache ruhen lassen, bis der Patient wieder in einer ausgeglichenen Stimmung ist. Dann sieht vielleicht alles ganz anders aus. Und wenn nicht, so kann man wenigstens sicher sein, daß es sich nicht um eine übereilte Entscheidung handelt.

Ist aber eine schwerwiegende Krankheitsursache oder eine bestehende Krankheit vor der Hochzeit verschwiegen worden, dann ist das ein Rechtsgrund, die Ehe annullieren zu lassen. Diese Regelung besteht sowohl nach bürgerlichem als auch nach kirchlichem Recht.

Depressionen sind nicht im üblichen Sinne ansteckend, sondern nur belastend für Mitmenschen. In Einzelfällen kann diese Belastung jedoch unerträglich werden.

Sind Depressionen ansteckend?

Im übertragenen Sinn des Wortes wirkt eine Depression ganz klar „ansteckend": Schlechte Stimmung überträgt sich auf die Umgebung. Das heißt aber nicht, daß man vom Miterleben einer Depression depressiv wird; vielleicht ärgert man sich nur darüber, wird unter der Belastung reizbar oder ängstlich und zeigt einfach Streß-Symptome. Ansteckend wie ein Schnupfen ist die Krankheit aber nicht. Sie wird weder durch Bakterien noch durch Viren oder andere Krankheitserreger übertragen.

Anders steht es mit der Vererbung. Doch kann man auch nicht sagen, „die Eltern sind schuld", wenn man die Veranlagung für Depressionen oder manisch-depressive Erkrankungen geerbt hat. Eine solche Veranlagung ist, wenn man darum weiß, ganz gewiß eine Sache, die schon um der Ehrlichkeit zwischen Brautleuten willen bei Heiratsplänen zu besprechen ist. Doch man kann ja einiges dagegen tun, und außerdem heißt eine Veranlagung noch nicht, daß sie auch zum Tragen kommt.

Da vor allem phasenhaft verlaufende Depressionen oft erblich mitbedingt sind, ist das ein Thema, das bei der Planung einer Hochzeit besprochen werden muß.

Sollen Kinder von der Krankheit wissen?

Auch Kinder können direkt oder indirekt von Depressionen betroffen sein. Dann müssen sie so viel über die Krankheit erfahren, wie sie verstehen können.

Die meisten Ärzte sind der Meinung, daß man depressiven Menschen keinesfalls von vornherein davon abraten sollte, Kinder zu bekommen, weil Depressionen ja auch gut behandelt werden können. Kinder sollten in dem Maße etwas über die Krankheit wissen, wie es sie selbst oder einen Menschen in ihrer unmittelbaren Umgebung angeht. Kinder bekommen sehr viel mehr mit, als viele Erwachsene ahnen. Sie müssen es aber auch verarbeiten können. Dabei brauchen sie Hilfe, um zu verstehen, was sie erleben.

Können Kinder Depressionen bekommen?

Leider kommt es immer wieder vor, daß sich schon Kinder das Leben nehmen. Über die Ursachen, die Häufigkeit und die näheren Umstände solcher Fälle gibt es aber bis jetzt nur unzureichende Untersuchungen. Tatsache ist allerdings, daß natürlich auch Kinder schon eine erbliche Veranlagung für Depressionen haben können.

Tatsache ist auch, daß Kinder oft noch empfindlicher sind als Erwachsene und seelisch sehr leicht und tief verletzbar. Nimmt man sie und ihren Kummer nicht ernst genug, führt das zu schweren seelischen Störungen.

Leiden Kinder unter den Depressionen ihrer Eltern?

Selbstverständlich leiden Kinder mit, wenn sie Vater oder Mutter leiden sehen. Es kann sehr wichtig sein, um sie selbst vor einer möglichen Depression zu bewahren, ihnen die Krankheit verständlich zu machen. Die tröstende Liebe der Kinder hat schon manche Erwachsene vom Selbstmord abgehalten. Doch ebenso müssen Kinder Hilfe und Aufklärung, Trost und Sicherheit durch alles ihnen zugängliche Wissen haben, wenn sie als Zeugen einer depressiven Erkrankung nicht selbst Schaden nehmen sollen.

Was sie wissen müssen, wie man mit ihnen spricht und wann, kommt auf ihre geistige Reife und ihre seelische Robustheit an. Im Zweifel sollte man sich darüber mit einem Kinderarzt oder einem Kinderpsychologen beraten. Entscheidend ist, daß Kinder sich durch Unwissenheit nicht zusätzlich unnötig ängstigen, daß sie aber auch nicht überfordert werden.

Was betrifft Kinder am häufigsten?

Kinder sind im Vergleich zu Erwachsenen hilf- und wehrlos. Ihre geistigen Fähigkeiten entwickeln sich erst, aber Gefühle haben sie von Anfang an praktisch im gleichen Ausmaß wie später. Das macht sie abhängig von Erwachsenen. Leider kommt es immer noch häufig vor, daß Kinder wie ein Besitz behandelt und wie Möbelstücke hin- und hergeschoben werden, weil Erwachsene glauben, das mache ihnen nichts aus. Besonders zu achten ist deshalb auf Situationen, die für Kinder oft zur Ursache für eine schwere Störung des seelischen Gleichgewichts werden. Hilfe brauchen sie bei:

Wenn man ein Kind zu einem Psychologen bringt, muß es vorher verstanden haben, daß es ein Problem gibt und daß der Psychologe sich als Freund anbietet und ihm helfen kann.

- Scheidung, Trennung, Verlust einer wichtigen Bezugsperson. Nicht nur Zärtlichkeit und Zuneigung spielen dabei eine Rolle, sondern auch die beruhigende Wirkung einer „ordnenden Hand" oder der Ersatz für die plötzlich fehlende Autorität eines Vorbildes.
- Selbstmord oder Tod eines Elternteils, in der nahen Verwandtschaft oder eines Schul- oder Spielkameraden können einen Schock auslösen.
- Entwurzelung durch häufige Umzüge und Schulwechsel. Kinder, die ihre vertraute Umgebung verlieren, werden oft ängstlich, unsicher und einsam. Ähnlich wirken sich schwere Hänseleien oder eine ständige Zurücksetzung aus.

Wann ist eine Schwangerschaft sinnvoll?

Wenn jemand schon eine manische oder depressive Phase hatte, ist das Risiko, daß auch Kinder an einer Manie oder Melancholie erkranken, 10- bis 15mal höher als sonst. Dieses Risiko steigt, wenn weitere Mitglieder der Familie oder der Ehepartner ebenfalls Depressionen oder manisch-depressive Phasen haben. Paare, die sich trotzdem Kinder wünschen, sollten sich daher von einem Facharzt beraten lassen.

Frauen sind oft besonders hin- und hergerissen zwischen dem Wunsch, Kinder zu bekommen, und dem Risiko, durch Medikamente ein mißgebildetes Kind zur Welt zu bringen.

Tragen Frauen ein besonderes Risiko?

Frauen, die schon einmal vor oder nach der Geburt eines Kindes eine manische oder depressive Phase hatten, müssen damit rechnen, daß sich das bei einer erneuten Schwangerschaft wiederholt. Wer schon öfter krank war, als das erste Kind noch klein war, sollte sich besonders gut überlegen, ob weitere Kinder wirklich zu verantworten sind. Vor allem gilt das für Frauen, die wegen ihrer Krankheit Probleme mit ihren Aufgaben als Mutter haben. Der rein gefühlsmäßige Wunsch nach Kindern löst diese Probleme nicht.

Kann die „Pille" Depressionen auslösen?

Hormonelle Verhütungsmittel können für Depressionen verantwortlich sein. Besteht dieser Verdacht, sollte man unbedingt mit seinem Arzt darüber reden.

Die Pille verursacht immer eine Veränderung des Hormonhaushaltes, und das kann für Depressionen ursächlich oder zumindest auslösend sein. Bisher weiß man noch nicht, wer dafür besonders anfällig ist. Wenn eine Frau aber im Zusammenhang mit der Einnahme der Pille oder anderer Hormonpräparate Depressionen bekommen hat, sollte sie besser davon Abstand nehmen.

Wer wegen chronischer oder phasenhaft verlaufender Depression langfristig mit Lithium- oder Carbamazetinpräparaten behandelt wird, muß wissen, daß in diesen Fällen ein erhöhtes Risiko für Mißbildungen bei Kindern besteht. Daher ist es dann besonders wichtig, ein sicheres nicht-hormonelles Verhütungsmittel zu finden. Intensive Beratung mit dem Arzt ist nötig, wenn eine Frau trotz dieser vorbeugenden Behandlung gegen Depressionen eine Schwangerschaft möchte. Die Medikamente einfach abzusetzen kann ebenso falsch sein wie sie weiterzunehmen.

Wer versorgt die Kinder?

Wer lange krank ist und vielleicht in eine Klinik muß, wird darüber nachdenken müssen, ob schon vorhandene Kinder überhaupt noch gut versorgt sind und wer sich um sie kümmern kann, wenn sie noch klein sind.

Es ist immer möglich, das Jugendamt einzuschalten und dort um Rat und Hilfe zu bitten. Für eine gewisse Zeit läßt es sich fast immer einrichten, daß jemand kommt, die Kinder betreut und im Haushalt hilft. Manchmal kann es aber auch sein, daß Kinder in einem Heim oder in einer Pflegefamilie untergebracht werden müssen. Das ist nicht unbedingt wünschenswert, aber vielleicht das kleinere Übel.

Wer bekommt bei einer Scheidung das Sorgerecht?

Auch Familienrichter und Jugendämter tun sich schwer mit der Frage, wo es das Kind am besten hat. Grundsätzlich gilt aber, daß Kleinkinder bis zu vier Jahren bei der Mutter bleiben, wenn diese zu ihrer Versorgung in der Lage ist. Bei Kindern im Alter zwischen fünf und zehn Jahren wird zu prüfen sein, ob Jungen beim Vater und Mädchen bei der Mutter bleiben sollen. Ältere Kinder dürfen weitgehend selbst wählen. Kranke können übrigens nur dann das Sorgerecht für ihre Kinder nicht erhalten, wenn sie die Krankheit daran hindert, ihre Pflichten auch zu erfüllen.

Die entscheidende Frage ist oft, ob und wie die Kinder versorgt werden können, die man sich wünscht. Deshalb muß man sich darüber vor Schwangerschaften gründlich beraten lassen.

Das Sorgerecht regelt bei Ehescheidungen, zu wem die Kinder kommen. Bei einer depressiven Krankheit wird das Sorgerecht nur dann verweigert, wenn die Versorgung der Kinder unsicher ist.

Was ist wichtig für Stellensuche und Arbeit?

Je schwieriger die Situation auf dem Arbeitsmarkt ist, desto härter wirken sich bereits erwähnte gesellschaftliche Vorurteile gegenüber psychisch Kranken auf die Betroffenen aus. Man darf nicht verschweigen, daß die meisten Arbeitgeber sehr zurückhaltend mit der Einstellung sind, wenn jemand oft oder lange Zeit krank war. Gerade in Zeiten schlechter Wirtschaftslage und des Zwangs zum Sparen wollen private wie öffentliche Arbeitgeber kein Risiko eingehen.

Kranke Menschen werden bei der Stellensuche oft benachteiligt.

Muß ich alle Fragen ehrlich beantworten?

Wer sich um eine neue Stelle bewirbt, muß normalerweise einen langen Fragebogen ausfüllen und genaue Auskünfte über Krankheiten sowie Behinderungen geben. Man muß sich verpflichten, diese Fragen wahrheitsgemäß zu beantworten. Wer etwas verschweigt oder beschönigt, muß damit rechnen, seinen Arbeitsplatz zu verlieren, wenn es herauskommt. Das gilt übrigens auch für Lebensversicherungen und manche privaten Krankenversicherungen.

Wer offen und ehrlich ist, wird dafür bestraft. Er bekommt die Stelle meistens gar nicht erst. Viele Patienten entschließen sich daher, ihre Krankheit zu verheimlichen. Sie hoffen darauf, daß es keinen Rückfall gibt und daß selbst in einen solchen Fall der Arbeitgeber kaum erfahren kann, was ihnen fehlt und ob sie schon früher einmal eine Depression hatten.

Was geschieht, wenn man nicht arbeiten kann?

Vor allem bei phasenhaft verlaufenden Depressionen und Manien sind die Patienten eine Zeitlang arbeitsunfähig. Man geht zum Arzt und wird krankgeschrieben – wie lange, kann nur der Arzt entscheiden.

Arbeitgeber erfahren durch eine Krankmeldung vom Arzt nur, wie lange man vermutlich krank sein wird, aber nichts über die Diagnose. Kommt die Arbeitsunfähigkeitsbescheinigung jedoch von einem Psychiater, einer psychiatrischen Klinik oder einem Nervenarzt (Neurologen), kann er daraus seine Schlüsse ziehen. Es ist daher besser, wenn man mit Kollegen und Vorgesetzten offen spricht. Manchmal sind die Symptome der Krankheit auch am Arbeitsplatz ersichtlich, und dann kann man sich nur selbst helfen, wenn man zu erkennen gibt, daß die Urteilsfähigkeit nicht getrübt ist. Damit vermeidet man Getuschel und Gerüchte.

Wenn sich Vorgesetzte nach der voraussichtlichen Dauer der Arbeitsunfähigkeit erkundigen, empfiehlt sich eine Schätzung, denn ausweichen kann man solchen Fragen nur um den Preis, daß man für einen Drückeberger oder einen „hoffnungslosen Fall" gehalten wird. Es kann aber auch sinnvoll sein, den Arzt von seiner Schweigepflicht zu entbinden. Damit werden Chefs befriedigt, die gern wissen, woran sie sind, und man beugt dem Eindruck vor, man habe etwas zu verbergen.

Droht eine Kündigung, kann manchmal der Betriebsrat helfen. Es ist aber auch sinnvoll, den Arzt von der Schweigepflicht zu befreien, damit er sich für den Patienten einsetzen kann.

Ist Krankheit ein Kündigungsgrund?

Es ist ein Irrtum, wenn man glaubt, wegen einer Krankheit könne niemand entlassen werden. Unternehmen – und dazu gehören inzwischen auch große Teile des öffentlichen Dienstes und ähnliche Einrichtungen – können Arbeitsverträge aus wirtschaftlichen Gründen kündigen. Zu diesen Gründen gehört, daß lang andauernde Krankheiten erhebliche Kosten verursachen. Bei einer drohenden Kündigung gibt es aber vorher immer eine Abmahnung – eine schriftliche Warnung. Wirklich ungeeignet sind Depressive nur in Berufen wie Soldat oder Streifenpolizist, Pilot oder Busfahrer, weil sie dann eine Gefahr für andere darstellen.

Eine krankheitsbedingte Kündigung ist nie auszuschließen, aber je nach Art des Betriebes und Dauer der Betriebszugehörigkeit eher unwahrscheinlich, wenn man wirklich arbeiten will.

Welche Möglichkeiten der Wiedereingliederung gibt es?

Viele Betriebe verfahren bei Fragen der Arbeitsunfähigkeit nach dem Prinzip „alles oder nichts". Dabei gibt es aber zahlreiche Mittelwege, die noch besser genutzt werden könnten.

Menschen mit psychischen Krankheiten sind oft dadurch benachteiligt, daß die gesunde Mehrheit dem Fremdartigen und Unbekannten gern aus dem Weg geht. Immer häufiger sind aber auch Arbeitgeber bereit, guten Willen zu zeigen, wenn die Chance besteht, daß der Patient seine volle Arbeitskraft wiedererlangt. Der öffentliche Dienst ist hier neben einigen Großunternehmen in einer Vorreiterrolle. Ärzten gelingt es manchmal in Zusammenarbeit mit Betriebsärzten und Behörden, depressiven Patienten eine neue Stelle zu verschaffen oder eine Kündigung zu vermeiden.

Was kann der Betrieb selbst tun?

Manche Arbeitgeber bieten Depressiven eine Anstellung unter der Bedingung an, daß diese einer langfristigen Vorbeugung gegen Rückfälle zustimmen. Dazu müssen die Betroffenen versprechen, daß sie die Behandlung gewissenhaft durchführen und auch kontrollieren lassen. Diese Kontrolle kann der Betriebsarzt übernehmen.

Was kann das Arbeitsamt tun?

Flexible Modelle für Teilzeitarbeit können die Beschäftigung psychisch Kranker wesentlich erleichtern.

Es gibt „beschützende Arbeitsverhältnisse", bei denen dem Arbeitgeber durch finanzielle Zuschüsse des Arbeitsamtes die Angst vor zu großen Belastungen wegen Lohnfortzahlung im Krankheitsfall genommen wird. Solche Arbeitsverhältnisse werden je nach Lage des Falles auch von der Rentenversicherung oder durch des Bundessozialhilfegesetz mitfinanziert.

Was kann die Krankenkasse tun?

In manchen Fällen besteht auch die Möglichkeit, daß Betrieb und Krankenkasse sinnvoll zugunsten des Patienten zusammenarbeiten. Das geschieht dann in der Genesungsphase durch eine Teilzeitbeschäftigung. Das Ziel ist die stufenweise Wiedereingliederung in das Arbeitsleben. Dabei zahlt der Arbeitgeber den Lohn für die Zeit, in der der Betroffene wieder arbeitet, und die Krankenkasse zahlt Krankengeld für die Schonzeit. Diese Möglichkeit gibt es auch für Patienten nach einem Herzinfarkt; bei Depressionen beginnt man erst langsam, von dieser Möglichkeit Gebrauch zu machen.

Leider ist man in solchen Fällen sehr darauf angewiesen, daß der Arbeitgeber sich bereit erklärt, auf ein solches vorläufiges Teilzeitverhältnis einzugehen. Häufig wird aber überhaupt keine Teilzeitarbeit angeboten. Es wird gern damit argumentiert, daß zwei halbe Stellen rechnerisch mehr kosten als eine ganze. Doch das trifft nur zu, wenn man außer acht läßt, daß sie auch mehr Arbeitsleistung bringen als eine ganze Stelle, und daß es oft erheblich mehr kostet, einen Mitarbeiter zu entlassen (abzufinden) und dann einen neuen zu finden und einzuarbeiten, als ihm eine halbe Stelle anzubieten.

Können psychisch Kranke als Behinderte anerkannt werden?

Bei einer Krankheit, die innerhalb von drei Jahren länger als 78 Wochen dauert, zahlen die Krankenkassen kein Krankengeld mehr. Dann stellt sich die Frage nach Behinderung, Umschulung oder frühzeitiger Rente.

Nach dem Schwerbehindertengesetz können auch Depressive beim Versorgungsamt ein Verfahren zur Feststellung des Grades einer Behinderung beantragen. Wer dauerhaft mehr als 50 Prozent der Erwerbsfähigkeit verloren hat, kann beim Arbeitsamt oder durch die Rentenversicherung eine Umschulung oder auch eine vorzeitige Rente bekommen. Vorzeitige Pensionierung bei Beamten verläuft nach einem ähnlichen Verfahren. Ist man nur berufsunfähig, kommt eine Umschulung in Frage.

Eine Umschulung bezahlt das Arbeitsamt (manchmal zusammen mit der Rentenversicherung) nach ärztlichen Gutachten über die Berufsunfähigkeit des Patienten.

Die Anerkennung als Behinderter verschafft dauerhaft Kranken einen besseren Kündigungsschutz, mehr Urlaub, Steuervorteile und andere Erleichterungen.

Was bedeutet „nicht zurechnungsfähig"?

Eine schwere psychische Erkrankung kann die Fähigkeit des Patienten zu verantwortlichen Entscheidungen stark vermindern oder sogar ganz zerstören – zumindest vorübergehend. Was in der Umgangssprache mit „nicht zurechnungsfähig" gemeint ist, berücksichtigt in der Tat auch das Strafgesetzbuch (StGB), unterscheidet dabei aber zwischen der Schuldunfähigkeit und der Geschäftsunfähigkeit.

Bei Depressionen und manisch-depressiven Schüben kann beides vorkommen, und der Umgang damit ist nicht gerade einfach. Auch der Gesetzgeber vertraut die Richter und die Parteien eines möglichen Rechtsstreits in solchen Fällen weitgehend dem medizinischen Sachverständigen an.

Was heißt „vermindert schuldfähig"?

Paragraph 20 des Strafgesetzbuches regelt, daß schuldunfähig ist, wer eine strafbare Handlung begeht und zum Zeitpunkt der Tat krankheitsbedingt nicht in der Lage war, zu erkennen, daß er eine strafbare Handlung beging. Schuldunfähig in dem Sinne, daß er keine Einsicht in seine Schuld hat, ist auch, wer zwar die Stafbarkeit seiner Tat erkannt hat, aber krankheitsbedingt nicht in der Lage war, entsprechend zu handeln. Juristen sprechen in diesem Fall von Steuerungsunfähigkeit, also von der Unfähigkeit, seine Handlungen zu steuern.

Vermindert schuldfähig im Sinne dieses Gesetzes ist jemand, dessen Fähigkeit, die Strafbarkeit einer Handlung einzusehen und sich dementsprechend korrekt zu verhalten, stark eingeschränkt ist.

Diese Rechtssprechung nützt kranken Tätern, aber nicht den Opfern. Sie macht kranke Täter aber nicht ohne weiteres im moralischen Sinne schuldunfähig oder vermindert schuldfähig.

Schuldunfähigkeit ist kein moralischer, sondern ein medizinischer und juristischer Begriff.

Kann man wegen Depressionen straffällig werden?

Depressive Menschen fallen höchstens dadurch auf, daß sie fast nie als Straftäter auffallen. Bei Manien ist das aber etwas anders. Kleinere Vergehen sind nicht selten; es kommt leicht zu Sachbeschädigung oder spontanen, meist ganz undurchdachten Betrügereien, die daher meistens auch prompt entdeckt werden. Selten, aber möglich sind auch körperliche Angriffe, wenn hektische Überreizung zu Gewalttätigkeiten führt. Dafür kann ein nachweislich kranker Patient fast niemals verurteilt werden, wohl aber angezeigt.

Bei Straftaten sollten sich Kranke sofort ein ärztliches Attest und einen Rechtsbeistand besorgen.

Ein Straftatbestand bleibt auch dann ein Straftatbestand, wenn sich in der Gerichtsverhandlung durch fachärztliche Gutachten herausstellen sollte, daß der Täter zum Zeitpunkt der Tat schuldunfähig oder nur vermindert schuldfähig war.

In der Regel wird es daher in solchen Fällen auch zu einer Anzeige und zu einer Gerichtsverhandlung kommen. Für das Strafmaß aber geben dann medizinische Gutachten den Ausschlag.

Was kann man bei einer Anzeige tun?

Ein Opfer solcher Straftaten kann ja nicht wissen, daß der Täter krank ist, und eine Anklage verbessert natürlich dessen Lage nicht. Ist der Schaden einmal angerichtet, sollte sich der Patient unbedingt von einem Rechtsanwalt beraten und vertreten lassen.

Bei der Verhandlung folgt der Richter dann normalerweise dem Fachgutachten, das klärt, ob zum Zeitpunkt der Tat Schuldunfähigkeit oder Steuerungsunfähigkeit vorlag. Auch ein schuldunfähiger Patient muß angerichteten Schaden allerdings wieder gutmachen. Das heißt beispielsweise bei materiellem Schaden, daß er bezahlen muß.

Auch „schuldunfähige" Patienten müssen Schadenersatz leisten und den angerichteten Schaden zum Beispiel durch Zahlungen wieder gutmachen.

Was heißt „geschäftsunfähig" im Strafrecht?

„Geschäftsunfähig"
im medizinischen und
juristischen Sinn des
Wortes ist ein Patient,
wenn er krankheits-
bedingt nicht
Herr seines freien
Willens ist.

In akuten manischen Phasen geraten manche Patienten in einen regelrechten Kaufrausch. Sie machen teure Reisen, kleiden sich ohne Rücksicht auf ihren Kontostand neu ein und leben ganz allgemein über ihren Verhältnissen. Manchmal kann man aber solche Geschäfte wieder rückgängig machen.

Die Paragraphen 104 und 105 des Bürgerlichen Gesetzbuches bestimmen, daß die Willenserklärung eines Menschen nichtig ist, wenn er sich in einem krankhaften Zustand befindet, der für längere Zeit eine freie Willensbildung unmöglich macht. Das nennt der Jurist „geschäftsunfähig". Paragraph 105 beschreibt genau, für welche kürzeren Krankheiten dies ebenfalls gilt („vorübergehende Geschäftsunfähigkeit"). Schwere Depressionen und manische Phasen machen gewöhnlich nur vorübergehend geschäftsunfähig.

Wann muß ein Vertrag rückgängig gemacht werden?

Wenn ein ärztliches Attest nachweist, daß der Patient in einer akuten manischen Phase ein teures Auto gekauft hat, ist dieses Geschäft nicht rechtsgültig. Auch wenn ein Patient in einer manischen Phase sein Arbeitsverhältnis kündigt oder ein Arbeitgeber in einer manischen Phase einem Angestellten kündigt, ist dieser Schritt rechtlich ungültig und muß auf Verlangen eines der Beteiligten wieder rückgängig gemacht werden. Das gleiche gilt für Mietverträge, Testamente, Testamentsänderungen sowie ähnliche Rechtsgeschäfte.

Verträge, Kündigungen oder Testamente,
die während einer
akuten Manie zustande kommen, sind
ungültig und können
rückgängig gemacht
werden.

Wie kann man sich vor Schaden schützen?

Wer vermeiden will, daß überhaupt solche Schäden und Probleme entstehen, muß Schutzvorkehrungen treffen, wenn man schon einmal an einer Manie erkrankt ist.

Man kann man mit dem Partner oder anderen Angehörigen verabreden, daß sie einem zum Beispiel Schecks, Scheckkarten und Kreditkarte wegnehmen, wenn die Anzeichen der Krankheit wieder auftreten.

Man kann auch durch ein ärztliches Attest und eine Absprache mit einem Rechtsanwalt in begrenztem Umfang Vorsorge treffen, damit sich die Schwierigkeiten in Grenzen halten, falls man in eine akute Manie gerät, eine Dummheit macht und ertappt wird.

Statt einer möglichen Untersuchungshaft sollte der Patient dann schnellstens in psychiatrische Behandlung. Entsprechende Papiere, die man bei sich trägt, erleichtern das.

Man kann sich nicht nur durch vorbeugende Medikamente, sondern auch durch Absprachen vor Schaden durch unüberlegte Ausgaben schützen.

Was tun, wenn der Sexualtrieb „verrückt spielt"?

Bei der Manie ist es oft der Fall, daß auch sexuelle Schranken plötzlich fallen. Der Begriff Nymphomanie beschreibt ein solches Verhalten. Wenn jemand in manischen Phasen ständig Seitensprünge macht und der Partner ihm das verzeihen soll, wirft das große menschliche Probleme auf. Eine Beziehung, die unter krankhaften Phasen sexueller Untreue gelitten hat, läßt sich sicherlich schwer wieder in Ordnung bringen.

Erfahrungen aus der Praxis

▶ Dem Partner kann man nur raten, keine übereilten Entschlüsse zu fassen, eine Eheberatungsstelle aufzusuchen, mit dem Patienten (ruhig) zu sprechen und den Arzt zu fragen, ob eine Paartherapie sinnvoll ist.

▶ Der Patient sollte sich diesen Schritten anschließen und außerdem unbedingt eine vorbeugende Behandlung in Erwägung ziehen.

Paare, bei denen ein Partner manisch-depressiv ist, sollten mit krankheitsbedingten Sexualstörungen rechnen und alles für die Vorbeugung tun.

Welche Ämter und Behörden können helfen?

Gesprächspartner und praktische Hilfe finden Depressionskranke und ihre Angehörigen nicht nur bei den zuständigen Kliniken, Ehe- und Familienberatungsstellen, sondern auch bei vielen speziellen Einrichtungen. Darüber hinaus gibt es aber auch für alle Sachfragen Anlaufstellen bei Ämtern, Behörden und Versicherungen.

Wann hilft das Gesundheitsamt?

Das Gesundheitsamt ist für Zwangseinweisungen und Zwangsbehandlungen zuständig. Der Amtsarzt stellt das notwendige Attest aus, mit dem die Polizei einen Krankentransport in die Klinik begleiten kann.

Wofür ist das Sozialamt zuständig?

Das städtische Sozialamt hilft, wenn Kranke oder deren Angehörige, vor allem Kinder, durch die Krankheit unverschuldet in Geldnot geraten sind. Auch bei einer Umschulung und anderen Maßnahmen zur Wiedereingliederung von Patienten ins Erwerbsleben arbeitet das Sozialamt manchmal mit anderen Behörden zusammen.

Wer geht zum Versorgungsamt?

Wer einen Antrag stellen will, um als Schwerbehinderter anerkannt zu werden, muß dazu ein Verfahren beim Versorgungsamt einleiten. Dort wird festgestellt, ob und in welchem Ausmaß die Krankheit den Patienten dauerhaft behindert, vor allem der Grad der Erwerbsunfähigkeit.

Jedermann zugänglich und kostenlos sind Beratungen beim Gesundheitsamt, Versorgungsamt, Arbeitsamt und Sozialamt.

Wofür ist das Arbeitsamt wichtig?

Seine erste Aufgabe für Depressive sind Umschulungsmaßnahmen wegen krankheitsbedingter Berufsunfähigkeit. Wenn man seine Arbeit verloren hat und eine neue Stelle sucht, ist natürlich auch das Arbeitsamt zuständig.

Welche anderen Behörden können helfen?

Die Polizei muß im Falle von Zwangseinweisungen und Zwangsbehandlungen Krankentransporte begleiten und einen Bericht für das Amtsgericht anfertigen. Der Amtsrichter hat auf der Grundlage ärztlicher Atteste und Gutachten darüber zu entscheiden, was für den Patienten das Beste ist. Auch eine mögliche Pflegschaft oder Betreuung für Patienten, die vorübergehend nicht für sich selbst entscheiden können, ist Sache des Amtsgerichtes.

Gerichtliche Hilfe können Depressive auch bei Scheidungsfragen in Anspruch nehmen. Das Familiengericht beim Amtsgericht hat über die Frage des Sorgerechts für die Kinder zu entscheiden; seine Pflicht ist es auch, zu verhindern, daß Kranke benachteiligt werden. Das Sozial- oder Arbeitsgericht schließlich hat bei Kündigungen oder Auseinandersetzungen mit Arbeitgebern oder Vertragspartnern zu entscheiden.

Die sozialen Folgen einer psychischen Erkrankung sind oft nicht ohne Konflikte zu lösen. Die Gerichte haben die Aufgabe, die gesetzlichen Rechte der Kranken zu schützen.

Welche Hilfe
kann man von Versicherungen erwarten?

Nach dem Wegfall der Lohnfortzahlung im Krankheitsfall zahlt die Krankenkasse den Lebensunterhalt des Patienten und seiner Familie. Sie hat daher Fachleute, die ihn kostenlos beraten, ebenso wie die Rentenversicherung, die Umschulungen zur beruflichen Wiedereingliederung nach langer Krankheit trägt. In Abstimmung mit dem Arbeitsamt und dem Versorgungsamt kann die Rentenversicherung auch eine Rente wegen Berufs- oder Erwerbsunfähigkeit zahlen.

Kostenlos, aber nicht immer so ausführlich sind Beratungen der Lebensversicherungen. Sie zahlen bei Selbsttötungen nur, wenn der Versicherungsvertrag diesen Fall nicht ausschließt, und haben eigene wirtschaftliche Interessen. Ob eine Haftpflichtversicherung bei Sachbeschädigung zahlt, hängt auch vom Vertrag ab.

Kostenlose und ausführliche Beratung in Versicherungs- und Versorgungsfragen gewährleisten vor allem Krankenversicherung und Rentenversicherung.

Was muß ich als Autofahrer beachten?

Wer einmal einen Führerschein hat, wird ihn nicht beim Arzt abgeben, wenn er krank wird. Aus gegebenem Anlaß wird ihn der Arzt im Falle einer Depression aber eindringlich darauf hinweisen, daß er sich über das Autofahren Gedanken machen muß. Erfahrungsgemäß sind Patienten mit manisch-melancholischen Erkrankungen normalerweise kein Verkehrsrisiko, und wer den Führerschein macht, muß nur eine Sehprüfung machen und sonst keine besonderen Gesundheitszeugnisse vorlegen. Probleme kann es aber geben, wenn man wegen einer Ordnungswidrigkeit im Verkehr auffällt und sich herausstellt, daß das mit einer Krankheit oder mit Medikamenten zu tun hat. Dann kann der Führerschein eingezogen werden. Ob man ihn wiederbekommt und wann, hängt von einem ärztlichen Attest ab.

Niemand wird bei der Führerscheinprüfung auf Depressionen untersucht. Man kann aus gesundheitlichen Gründen den Führerschein aber durchaus verlieren.

Wann werden Manien oder Depressionen zum Verkehrsrisiko?

Seit 1983 regeln Richtlinien des Bundesverkehrsministeriums die Verkehrstauglichkeit von Patienten mit Depressionen und Manien. Sie schließen das Führen eines Kraftfahrzeugs bei schweren, akuten Erkrankungen aus. Erstens, weil schwere Manien die Einschätzung der Lage im Verkehr stark beeinträchtigen. Ein manischer Fahrer verhält sich völlig unberechenbar. Und zweitens, weil schwere Depressionen die Konzentration schwächen und müde oder unaufmerksam und zerstreut machen. Auch dann erfaßt man die Verkehrssituation leicht nicht mehr richtig.

Fast alle Psychopharmaka verlangsamen die Reaktionsfähigkeit und stellen damit einen Unsicherheitsfaktor bei Autofahrern dar. Manchmal sieht man dadurch auch schlecht.

Wann darf man wieder fahren?

Wer einmal eine schwere Depression oder Manie hatte, darf nie mehr Fahrgäste befördern. Straßenbahnfahrer,

Taxifahrer, Busfahrer oder Lkw-Fahrer müssen ihren Beruf aufgeben und sich umschulen lassen.

Normale Personenwagen (Führerschein Klasse 1, 3, 4, 5) darf man sechs Monate nach dem Abklingen der akuten Krankheit wieder fahren, wenn keine schweren Symptome mehr auftreten.

Wer innerhalb von zehn Jahren nach der ersten Krankheit wieder eine schwere akute Depression oder Manie bekommt, darf meist drei bis fünf Jahre lang nicht mehr fahren. Nach mehr als zehn Jahren wird ein Rückfall behandelt, als werde man zum ersten Mal krank.

Wer mit Medikamenten Auto fährt, riskiert viel: Die Strafen bei verminderter Fahrtüchtigkeit sind hart, und die Versicherungen lehnen es ab, den Schaden zu regulieren.

Habe ich nichts vergessen?

◆ Nehme ich Medikamente und weiß ich über ihre Wirkungen und Nebenwirkungen Bescheid?
◆ Lasse ich mir helfen – von Angehörigen, Freunden, Kollegen?
◆ Habe ich eine wirksame Entspannungsmethode, um Dauerstreß zu vermeiden?
◆ Habe ich ein gutes Vertrauensverhältnis zu meinem Arzt?
◆ Habe ich schon einmal darüber nachgedacht, Anschluß an eine Selbsthilfegruppe zu suchen?
◆ Habe ich mit dem Arzt über die Möglichkeiten einer vorbeugenden Behandlung gesprochen?
◆ Wissen meine Kinder ausreichend Bescheid über die Krankheit?
◆ Habe ich im Falle eines Kinderwunsches vor, mit dem Arzt darüber zu sprechen?
◆ Habe ich einen Ansprechpartner für Eheprobleme?
◆ Habe ich einen Ansprechpartner für berufliche Probleme?
◆ Weiß ich, wo ich bei Problemen Hilfe und Beratung finde?
◆ Habe ich meine Krankheit unter Kontrolle?

Wenn man wirklich Auto fahren und Medikamente nehmen zu müssen glaubt, sollte man auf jeden Fall vorher den Arzt fragen.

Anhang

In diesem Abschnitt des Buches haben wir
für Sie die wichtigsten Fachbegriffe, die im
Text vorkommen, zusammengestellt und
kurz erklärt. Außerdem finden Sie hier noch
eine Reihe von Adressen, an die Sie sich
wenden können, wenn Sie weitere Informationen und Hilfe benötigen. Das Sach-
register hilft Ihnen, Schlüsselbegriffe in
den einzelnen Kapiteln rasch zu finden.

Was bedeutet was?

Agitierte Depression: Krankheitsbild, das vor allem durch Unruhe geprägt ist wie bei Manien, manisch-depressiven Erkrankungen oder Angstzuständen.

Allergie: Abwehrreaktion der Haut mit Juckreiz, Rötungen, Entzündungen und möglicherweise nässenden Ausschlägen.

Altersdepression: Krankheitsform, die erst bei Menschen ab dem 60. Lebensjahr auftritt, auch senile Depression oder Spätdepression genannt.

Antidepressiva: Medikamente mit angstlösender, stimmungsaufhellender und meist beruhigender Wirkung, die nicht körperlich abhängig machen.

Bipolare Depression: Zyklische, phasenhaft verlaufende Krankheit, bei der sich manische und depressive Zustände ablösen.

Carbamazetin: Wirkstoff, der zur Vorbeugung bei zyklischen Depressionen verwendet wird. Er macht nicht abhängig und belastet die Nieren nicht.

Computertomographie (CT): Querschnitt-Röntgenbilder, die durch eine Computergrafik genauer und vielseitiger zur Diagnose einsetzbar ist als herkömmliche Röntgenbilder.

Denkstörungen: Störungen des Erinnerungsvermögens, der Konzentrationsfähigkeit und der Wahrnehmung. Merkmal vieler psychischer Erkrankungen, auch bei schweren Depressionen und Manien, Manchmal auch Nebenwirkung von Medikamenten.

Depression: Schwere Niedergeschlagenheit. Eine Krankheit, die viele Erscheinungsformen und sehr verschiedene Ursachen hat. Kommt oft in Verbindung mit anderen Krankheiten vor.

Diät: Kostplan nach ärztlicher Verordnung. Alte Behandlungsmethode bei vielen Krankheiten, die mit Störungen des Stoffwechsels in Zusammenhang stehen.

Dosis: Die Menge („Gabe") eines verabreichten Medikaments, entscheidet weitgehend über Wirkungen und Nebenwirkungen.

EEG: Elektroenzephalogramm; Gerät zur Messung der Gehirnströme des Menschen.

Endogene Depression: Schwere und phasenhaft oder zyklisch verlaufende Form der Depression, die „von innen kommt". Dazu gehören auch manisch-depressive Erkrankungen.

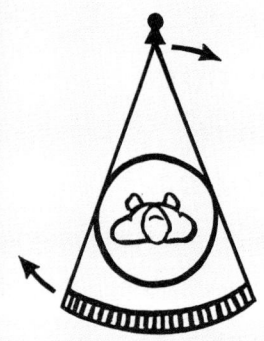

So funktioniert ein Computertomograph

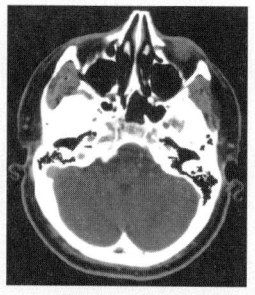

Teilaufnahme eines Computertomogramms

Erschöpfungsdepression: Depression, die durch seelische Dauerbelastungen und Überforderung bedingt ist.

Exogene Depression: Depression, die auf äußere Ursachen zurückgeht, womit der Mediziner körperliche Ursachen und nicht äußere Einflüsse meint.

Familientherapie: Eine Form der Gruppenbehandlung oder Gruppentherapie.

Gehemmte Depression: Gegenteil einer agitierten Depression. Geprägt durch einen „inneren Rückzug" des Patienten, Antriebsschwäche und Kontaktprobleme.

Geisteskrankheit: Psychische Erkrankung, die nicht in erster Linie das Gefühlsleben betrifft, sondern geistig-seelische Störungen wie Persönlichkeitsspaltung oder Wahn.

Gemütskrankheit: Psychische Erkrankung, die nicht in erster Linie die Denkfähigkeit betrifft, sondern Störungen des Gefühlslebens.

Hormon: Körpereigener Wirkstoff, der Abläufe regelt und Vorgänge im Stoffwechsel auslöst.

Immunsystem: Gesamtheit der körpereigenen Abwehr gegen Krankheitserreger. Bei manchen Krankheiten kann es selbstzerstörerisch wirken.

Johanniskraut: Rein pflanzliches Antidepressivum, das beruhigend und durchblutungsfördernd wirkt.

Klimakterische Depression: Krankheitsbild, das während der Wechseljahre der Frau auftritt und hormonelle Veränderungen als Ursache hat.

Lithiumtherapie: Vorbeugende Behandlung mit Lithiumsalzen, die gegen Rückfälle bei phasenhaft-zyklischen Depressionen und Manien helfen.

MAO-Hemmer: Antidepressiva, die das Enzym Monoaminoxidase hemmen und bei Patienten eingesetzt werden, die andere Medikamente schlecht vertragen oder nicht darauf ansprechen.

Manie: Zwanghaft positives Stimmungsbild, das mit Selbstüberschätzung und übersteigert-hektischen Aktivitäten einhergeht.

Maskierte Depression: Auch larvierte oder verborgene Depression. Körperliche Symptome führen oft zu einer falschen Diagnose und Behandlung.

Melancholie: Umgangssprachlicher Ausdruck für die „klassische" Depressionsform tiefer Niedergeschlagenheit, fachsprachlich identisch mit der endogenen Depression.

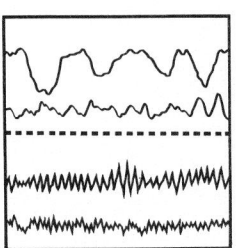

EEG

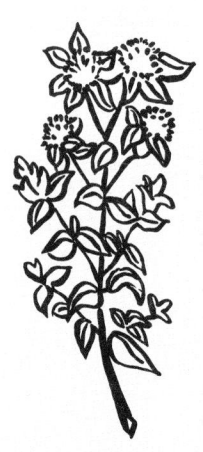

Johanniskraut

123

Monopolare Depression: Endogene Depressionsform, die zyklisch oder in Phasen verläuft, aber ohne manische Phasen.

Nervenstoffwechsel: Häufige Ursache für Depressionen, vor allem wenn das chemische Zusammenspiel zwischen Reizauslösern, Überträgerstoffen und Empfängern im Gehirn gestört ist.

Neuroleptika: Medikamente, die vor allem Erregung, Wahnvorstellungen und Sinnestäuschungen bekämpfen und beruhigend wirken.

Neurotische Depression: Krankheitsbild, bei dem die Ursache und die Verlaufsform von einem neurotischen Konflikt bestimmt wird, das heißt einem unbewältigten schmerzlichen Ereignis.

Organische Depression: Körperlich begründbare Depression, deren Ursachen Medikamente, Krankheiten, Stoffwechselstörungen und schwere Operationen oder Unfälle sind.

Phasische Depression: siehe Zyklische Depression; ein endogener Depressionstyp, zu dem auch manisch-depressive Erkrankungen gehören.

Phobie: Eine krankhafte, unkontrollierbare Angst vor bestimmten Situationen, Orten, lebenden Dingen.

Psychopharmaka: Sammelbezeichnung für alle Medikamente, die geistige und seelische Krankheitsmerkmale bekämpfen.

Psychostimulanzien: Aufputschmittel und „Wachmacher", die anregend und appetitzügelnd wirken.

Psychotherapie: Behandlungsform, die auf der Psychoanalyse, der Verhaltensforschung oder der Tiefenpsychologe basiert.

Reaktive Depression: Krankheitsbild, das auf äußere Anlässe wie den Tod eines geliebten Menschen zurückgeht.

Röntgenbild: Bildliche Darstellung mit Hilfe von Röntgenstrahlen, die Haut, Fleisch und Sehnen durchdringen.

Schizoaffektive Depression: Krankheitsbild, bei dem eine durch Wahnvorstellungen hervorgerufene Spaltung oder Veränderung der Persönlichkeit im Gefühlsbereich eintritt.

Schwangerschaftsdepression: Krankheitsbild, das durch Hormonschwankungen während der Schwangerschaft ausgelöst wird.

Sedativa: Sammelname für sedierende, also beruhigende, erregungsdämpfende und angstlösende Medikamente, die oft auch den Schlaf fördern.

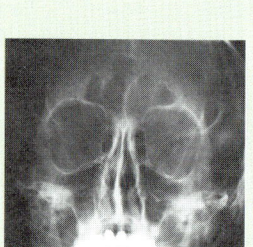

Röntgenbild des Schädels

Serotonin-Wiederaufnahme-hemmer: Antidepressiva, die die Wiederaufnahme des Hormons Serotonin ins Blut hemmen und depressionslösend, aber nicht blutdrucksenkend wirken.

Somatogene Depression: Körperlich begründbares, oft durch organische Krankheiten oder Nebenwirkungen von Medikamenten ausgelöstes Krankheitsbild.

Streß: Körperliche oder seelische (gefühlsmäßige) Belastung, die bei großen Ausmaßen oder übermäßiger Dauer krank machen kann.

Syndrom: Allgemeiner medizinischer Fachausdruck für ein Krankheitsbild, das sich aus mehreren Symptomen (Merkmalen) zusammensetzt und einen typischen Verlauf hat.

Thymus: Drüse hinter dem Brustbein, die eine wichtige Rolle bei der Hormonherstellung und im Immunsystem spielt, ebenso wie die Schilddrüse und die Hypophyse.

Tiertherapie: Behandlung psychischer Erkrankungen durch den Umgang mit Tieren (hauptsächlich Hunden, Katzen und Pferden), bei der Kontaktschwierigkeiten überwunden werden.

Tranquilizer: Beruhigungsmittel, die entspannend, angstlösend, schlaffördernd und gegen Aggressionen wirken. Es besteht ein hohes Risiko, davon körperlich abhängig zu werden.

Trauma: Das griechische Wort für Verletzung, meint im medizinischen Sinne eine seelische Verletzung oder ein krankmachendes schmerzliches Ereignis.

Vegetatives Nervensystem: Der unwillkürliche (automatische) Teil des Nervensystems, der viele körperliche Abläufe und Funktionen steuert.

Wahn: Krankhafte, falsche Vorstellung von der Wirklichkeit, an der Patienten gegen alle sachlichen Argumente festhalten (Verfolgungswahn, religiöser Wahn, Verarmungswahn etc.).

Winterdepression: Leichte Form von Depression, die aus Mangel an Licht, Wärme und Farben vor allem in nordischen Ländern während der kalten Jahreszeit verbreitet ist.

Zyklische Depression: Ein endogener Depressionstyp, zu dem auch manisch-depressive Erkrankungen und die meisten Altersdepressionen gehören. Der Verlauf ist phasenhaft.

Wo finde ich weitere Hilfe?

Sämtliche Beratungsstellen für Probleme im Zusammenhang mit Depressionen würden ein eigenes Buch füllen. An dieser Stelle finden Sie eine Auswahl mit dem Schwerpunkt auf Selbsthilfegruppen.

Hilfe für Depressivkranke e. V.
Wermbachstraße 13
63739 Aschaffenburg
Tel. 0 60 21/2 36 26

Bundesverband der Angehörigen psychisch Kranker e. V.
Thomas-Mann-Straße 49a
53111 Bonn
Tel. 02 28/63 26 46

Beschwerdezentrum Psychiatrie e. V.
Liebigstraße 25
50823 Köln
Tel. 02 21/55 61 89

Medizinisches Informations- und Kommunikationszentrum, Gesundheitsladen München e. V.
Aunstraße 31
Tel. 0 89/77 25 65

Patientenberatungsstelle Heidelberg 42
Postfach
22301 Hamburg
Tel. 0 40/2 79 64 65

Emotions Anonymous (EA)
Interessengemeinschaft e. V.
Kontaktstelle Deutschland
Katzbachstraße 33
10965 Berlin
Tel. 0 30/7 86 79 84

PAN – Selbsthilfe-Initiative für Menschen
mit Angst- und Panikgefühlen
Postfach 41 12
54231 Trier
Tel. 06 51/5 38 82

Beratungsstellen des Diakonischen Werkes
der evangelischen Kirche
Stafflenbergstraße 76
70184 Stuttgart
Tel. 07 11/62 60 68

Beratungsstellen der katholischen Caritas-Verbände
Christophstraße 8
70178 Stuttgart
Tel. 07 11/60 09 09

Sachregister